이경제 원장의

귀 잡고 병 잡고

이경제 원장의
귀 잡고 병 잡고

초판 1쇄 인쇄 2020년 4월 16일
초판 1쇄 발행 2020년 4월 23일

지은이 이경제
펴낸이 김연희
주 간 박세경

펴낸곳 그림씨
출판등록 2016년 10월 25일(제2016-000336호)
주 소 서울시 마포구 월드컵북로 400 문화콘텐츠센터 5층 23호
전 화 (031) 955-7473
팩 스 (031) 955-7469
이메일 grimmsi@hanmail.net

ISBN 979-11-89231-27-9 13510

이 도서의 국립중앙도서관 출판예정도서목록(CIP)은 서지정보유통지원시스템 홈페이지(http://seoji.nl.go.kr)와 국가자료공동목록시스템(http://www.nl.go.kr/kolisnet)에서 이용하실 수 있습니다.(CIP 제어번호: CIP2020005526)

이경제 원장의

귀 잡고 병 잡고

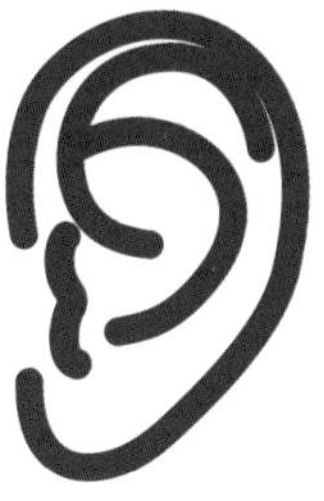

이경제 지음

그림씨

CONTENTS

프롤로그

chapter 1 스트레스계
신문

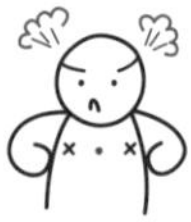

호르몬계
갈점/기점/부신/내분비

4 두뇌계
앞머리/뒷머리/머리 정수리/안면

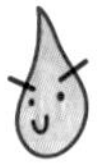

알레르기계
귓바퀴 상부

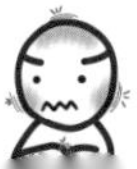

5 안계
눈/혀/편도선

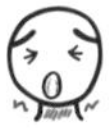

6 척추계
뒷목/ 등/ 허리/ 골반/ 무릎/
발목/ 발가락

7 견비계
어깨/ 팔꿈치/ 손목/ 손가락

경항계
뒷목/ 어깻죽지/ 쇄골

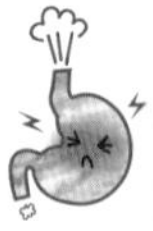

8 소화계
입/ 식도/ 위장/ 십이지장/
소장/ 대장/ 항문

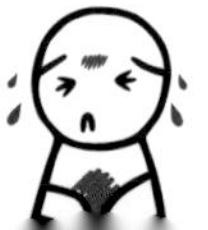

심폐계
심장/폐/기관지

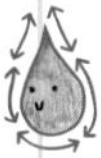

간담계
간/담(쓸개)/비장(지라)/췌장

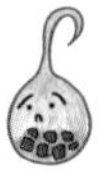

11 비뇨계
신장/방광/요도/요관

12 생식계
자궁/난소/전립선

p r o l o g u e

프롤로그

왜 귀인가?

세상에는 의학 서적이 참으로 많지만 필자는 귀와 관련한 손쉬운 실용서를 만들고 싶었다. 방송에서 여러 번 귀에 대해서 언급을 해서인지, 환자들을 비롯한 지인들이 필자에게 "여기가 아픈데 귀 어디를 눌러야 하느냐?"고 자주 묻는다.

귀 침은 전문가 이외에는 시술을 할 수가 없다. 그렇기 때문에 필자는 누구나, 언제 어디서나 쉬우면서도 간단히 할 수 있는 '귀 혈자리 소개와 귀 마사지 방법'을 책으로 만들어야겠다는 생각을 했다.

귀 혈자리는 '부분이 전체를 반영한다'는 원리에서 출발한다. 귓불이 머리, 연골이 척추, 귓바퀴 위쪽이 다리와 팔에 해당하며 귀 안쪽에는 오장육부가 연결되어 있다. 영어로는 'Auriculotherapy'라고 한다. 귀 혈자리 치료법은 귀에 분포되어 있는 경혈(經穴, Acupoint), 즉 혈자리를 자극하거나 침을 놓아 증상을 개선, 완화하는 치료 요법이다.

필자는 프랑스의 신경외과 의사이자 귀 침 전문가 폴 노지에 박사

(Dr. Paul Nogier, 1908~1996)의 과학적인 이론 체계와 연구를 토대로 귀 침을 시술해 왔다. 속리산에 계셨던 박헌 선생님에게서는 다양한 임상을 통해 귀 침의 놀라운 효능과 귀 혈자리에 인체 장기가 서로 상응한다는 원리들을 직접 체험했다.

1992년 한의원을 개원하면서부터 꾸준히 많은 환자들을 치료해 왔는데 환자들에게 귀 침을 놓으면 즉각적인 반응이 온다는 것을 느꼈다. 놓는 순간부터 효과가 나타나기 때문에 굳이 말이 필요가 없을 정도다. 귀 침에는 즉각적인 치료 효과가 있다. 또한 탁월한 효능을 보이며, 진단과 치료가 동시에 가능하다는 장점이 있다.

학문적 연구에서의 귀 혈자리는 복잡하고 까다롭다. 기본적으로는 폴 노지에 박사의 귀침경혈도를 바탕으로 혈자리를 구성하였지만, 이 책에서는 필자의 28년 한의사 경력 임상에서 효과가 좋았던 경혈을 선택하여 '12 Zone 이경혈도(耳經穴圖)'로 설명한다. 또 기존에 출간한《기통찬 한의사 이경제의 이침 이야기》,《이경제 원장의 초간단 경혈파스 요법》등 관련 책에서 안내했던 내용을 더 쉽고 명확하게 정리했다. '백세시대(百歲時代) 백세건강(百歲健康)을 위해 더 건강하고 더 행복하게' 살 수 있도록 '귀를 잡아라! 병을 잡아라!'

귀 침의 역사

생소하게 느껴질 수 있는 귀와 몸의 상관관계. 소리를 듣고 몸의 균형을 잡는 역할을 한다고만 생각했던 귀. 이제는 새로운 귀, '바깥 귀'에 주목할 필요가 있다.

사실 귀와 우리 몸의 상관관계는 놀라울 정도로 명쾌하다. 비단 동양 의학뿐 아니라 서양에서도 역사적으로 다양한 귀 침과 관련한 임상들이 쏟아졌다.

오랫동안 동서양을 막론하고 귀에 자극을 주어 몸의 고통을 줄이고 증상을 치료했다. 귀와 관련한 치료와 치유의 역사는 매우 오래되었다.

날카롭게 가공한 돌, 대나무, 생선뼈, 금속 등을 이용하여 기본적인 형태의 귀 침술과 귀 지짐술(cauterization, 소작술 혹은 지짐술)이 행해졌다는 다양한 기록들이 전해진다.

1. **이탈리아 시밀론산**: 이 지역에서 발굴된 미라의 귀에는 흉터와 상처들이 남아 있다.
2. **에스키모인**: 몸의 고통을 완화시키기 위해 날카로운 돌로 귀에 구멍을 뚫었다.
3. **남아프리카 반투족, 브라질 소수 민족들**: 병을 치유하기 위해 작은 활로 귀에 구멍을 뚫었다.
4. **아라비아 고대 부족**: 뜨거운 금속으로 귀를 자극하는 민간요법을 했다.
5. **고대 이집트**: 더 이상 아이를 가지고 싶지 않은 여성이 귓바퀴의 일정 부분을 지져 일종의 피임을 했다는 기록이 있다.
6. **지중해 지역 선원**: 더 멀리, 더 정확히 물체를 보기 위해 귓불에 금으로 된 귀걸이를 착용하기도 했다.
7. **그리스 의학의 아버지 히포크라테스**(Hippocrates of Cos, 기원전 460~370)**와 그의 동료 의사들**: 시력을 개선하기 위해 귀 뒤에 작은 구멍을 뚫었다.
8. **그리스 철학자이자 의사로 뇌 생리학을 연구한 갈레노스**(Claudius Galenus, 130~201): 히포크라테스 의학을 로마 제국에 전수하고, 뇌가 신체와 정신을 지배하는 데 중심 역할을 한다는 것, 귀 외부 자극이 통증 완화와 치료에 어떤 도움이 되는지도 함께 전했다. 성적인 장애와 여자의 생리 불순을 귀걸이나 다른 형태의 귀 자극을 통해 치료해 왔다.
9. **페르시아와 아라비아 국가들**: 로마 제국 멸망 후 이집트, 그리스, 로마

제국의 의학 지식이 이 지역에 전해져 보존·시행되어 왔다. 바깥 귀를 뜨거운 도구로 지져 신경통과 성 관련 질병을 치료했다는 기록이 있다.

10. **르네상스 시대**: 다리의 통증을 완화하기 위해 귀 지짐술을 사용했다.

유럽과 아시아의 교류, 그리고 귀 침

네덜란드의 동인도회사는 16~18세기에 중국과 많은 교류를 했다. 그러면서 상인들은 중국의 침술과 관련 서적, 정보를 유럽으로 들여왔으며, 유럽 의사들은 중국 침술과 뜸쑥의 즉효성과 과학적 원리, 그 역사에 매우 감명받았다. 기본적인 침술은 물론 바깥 귀를 지지거나 귀 뒤에 작은 상처를 내는 것이 신경통에 얼마나 효과가 있는지를 직접 체험하고 시술하였다.

1637년에는 포르투갈 의사 자쿠투스(Zacutus Lusitanus, 1575~1642)가 사혈(bloodletting, 침으로 피를 뽑아내는 것)로 치료하지 못한 환자의 좌골신경통을 귀의 일부를 태워 치료하기도 했다. 이는 유럽에서는 처음으로 임상이 시도된 사례로 기록되어 있다.

1683년, 동인도 회사에 근무하던 빌헬름 텐 린네(Willem ten Rhijne, 1647~1700)라는 의사가 침술에 대한 라틴어 논문을 발표하였고, 이때 바로 침술의 영어 단어인 'acupuncture'도 만들어졌다고 전한다.

이탈리아 해부학자이자 외과의였던 안토니오 발살바(Antonio Maria Valsalva, 1666~1723)는 귀의 해부학적 그림을 그렸다. 그는 외이와 내이에 해부학적으로 접근해 귀와 우리 몸의 상관관계를 알아내려 했다.

그동안 잊고 있던 중국의 귀 침

침술의 원리는 기원전으로 거슬러 올라간다. 한의학의 고전인《황제내경》의 침과 폄석(砭石, 돌을 깨뜨려서 만든 침)에서 시작되었다. 귀의 자극점과 신체 각 부위 연결에 대한 내용이 확립되어 있지는 않았지만, 각 부위에 경외기혈(經外奇穴)의 형태로 표시되어 있었다.

서양 문물이 밀려들어오기 시작한 1800년대, 중국의 전통 침술은 서서히 쇠퇴하기 시작했다. 유럽의 신무기와 신문물이 보다 강력해 서구 의학이 중국의 전통 의학보다 우월하다고 믿었기 때문이다. 1822년, 아편전쟁 당시 중국 황제였던 도광제(道光帝, 1782~1850)는 서양 과학을 받아들이면서, 침술이 의과학 발전을 저해한다고 생각해 황실의 의료 문제를 다루는 태의원(太醫院, Imperial Medical Institute)에서 아예 침술과 뜸술을 하지 못하게 했다.

20세기에 접어들면서 침술은 중국에서는 물론, 우리나라와 일본에서도 힘을 잃게 되었다. 1914~1929년에 중국에서는 정부 관리들의 제안으로 침술 치료가 불법이 되었다. 1930년대에는 중의학(中醫學)에 대해 다시 논쟁이 벌어졌지만, 당시에도 침술을 살려내야 한다는 의견은 드물었다.

그러나 1949년 공산혁명 후 마오쩌둥(毛澤東, 1893~1976)이 도시 의사를 지방에 파견해 일반 농민을 '맨발의 의사(赤脚醫生)'로 양성하여 공공 보건 인력을 충원하게 되는데, 이때 건강 증진과 상처 치료를 위해 중국의 전통 의학을 부활시켰다.

그리고 폴 노지에 박사의 연구가 다시 중국에 전해지면서, 시의적절하게 대도시와 농촌의 대중 진료의 한 방법으로 귀 침 치료가 성행하였다.

귀 침의 아버지, 폴 노지에 박사

현재와 같은 체계의 귀 침, 귀 혈자리 요법은 '귀 침의 아버지(The Father of Modern Auriculotherapy)'라고 불리는 폴 노지에 박사에 의해 정립된 것이라고 해도 과언이 아니다.

1957년, 폴 노지에 박사는 바깥 귀의 체성감각(體性感覺)적 반응(Somatotopic Correspondences)에 대한 연구를 처음으로 발표했다. 그는 귀의 각 부위는 신체 각 장기, 신경관, 근육 등과 긴밀하게 상응하는 반사구가 연결되어 있다는 사실을 발견하고, 귀 지도를 '반전된 태아 모양(Inverted Fetus Map)'으로 정리하였다. 귀와 신체가 상응하는 반응점을 해부학적 상관관계를 통해 나타내는 도식으로 개발한 것이다. 이 연구는 독일 침구학회에서 책으로 출간하였고, 그 후 중국어로도 번역되었다.

폴 노지에 박사는 병원을 찾아온 환자를 통해 귀에 주목하게 되었다. 그 환자의 귀에는 불로 지진 듯한 흉터가 있었고, 그는 좌골신경통을 앓았던 적이 있었다. 그 환자는 개업 의사였던 바린(Barrin) 여사에게 귀 소작법과 귀 자극을 이용한 시술을 받고 좌골신경통이 나았다고 했다. 폴 노지에 박사는 바린 여사가 중국 관리에게서 침술과 귀 처치법을 배운 아버지에게 이를 전수받았음을 알았다. 그 후 폴 노지에 박사는 중국의 이침 치료법과 침술은 물론, 프랑스 침구사인 조르주 술리에 드 모랑(Georges Soulie de Morant, 1878~1955)의 저작물 연구에 몰두하며 치열하게 귀를 연구했다.

1958년, 폴 노지에 박사의 이론은 역으로 중국에 소개되고 귀와 관련한 중국의 전통 의학과 결부되면서 다양한 연구가 진행되었다. 중국 의학은 19세기 초부터 100년이 넘는 세월 동안 서구 문물에 매료되어 침구 치료를 홀대했기 때문에 사실상 그동안 답보상태였다. 중국 의학계는 폴 노지에 박사의 연구 결과를 바탕으로 더 체계적인 귀 침과 혈자리 연구를 위해 특별 연구팀을 구성하고 수많은 환자들을 대상으로 임상실험을 실시하였다. 필자의 사부님 박헌 선생님이 난징에서 침구학을 배울 때, 폴 노지에 박사의 이침 이론은 중국 학계를 발칵 뒤집어 놓은 일대의 사건이었다고 언급했다.

이 이론은 1980년에 미국으로도 전해져 UCLA에서는 이중맹검법(Double Blinded Test)을 이용하여 임상시험을 실시하였다. 결국 근골격계 통증이 있는 40명의 환자 치료에 75%의 통계적인 유의미성이 있음을 증명하였고, 특히 마약·술·담배 등 중독과 금단 증상을 최소화하는 데 귀 침이 유의미한 유효성을 가져왔다.

1990년, 세계보건기구(WHO)는 프랑스 리옹에서 주최한 국제 학술대회에서 91개의 이침 반응점을 세계 표준으로 확립하기에 이르렀다.

폴 노지에 박사는 "**발견은 항상 예상치 못한 연관성을 내포하고 있다**(Une découverte est un lien toujours inattendu qui n'appartient à aucune théorie)"라고 했다. 흩어져 있던 동양 의학과 시대와 장소를 초월한 귀 활용 치료법은 대체의학(Alternative Medicine)의 관점에서 지금도 각광받고 있다.

대체의학으로의 귀 연구와 침술

귀 침, 귀 혈자리에 대한 연구와 이론들은 반사요법(Reflexology)으로 이해할 수 있다. 인체의 특정 부위를 자극하면 다른 부위에 반사 반응이 일어나 자극을 준 부위뿐 아니라 전신 건강도 증진할 수 있다는 치료법이다. 반사요법이 오늘날 대체의학의 하나로 자리 잡은 것은 20세기 초 미국 내과의 윌리엄 피츠제럴드(William Henry Hope Fitzgerald, 1872~1942)가 머리에서 손가락 끝과 발가락 끝까지 통하는 10개의 연결지대를 발견한 것이 시작이다. 그는 귀뿐 아니라 손, 발, 머리, 홍채 등에 다양한 반사구가 존재한다고 발표했다.

대체의학의 등장은 기존 의학의 한계를 넘어서려는 열망에서부터 시작되었다. 주류라고 일컬어지는 현대 의학과 달리 다양한 치료방법을 다루는 대체의학에는 침술, 식용 약초(허브), 아로마와 향 테라피, 기공 요법 등이 있다. 대체의학은 질병과 치료, 증상 완화에 새롭게 접근하는 패러다임의 의학이다. 그래서 신의학(新醫學)이라고도 한다.

귀 마사지, 귀 침, 귀 지짐술, 귀 혈자리는 시대와 장소를 초월해서 다양한 사람이 관심을 가지고 연구했다.

일본에는 귀 혈자리와 귀 마사지 책이 매우 다양하다. 몇 년 전 일본 출장을 갔을 때 서점에서 관련 책들을 보고 놀란 적이 있다. 귀 혈자리에 붙이는 지압 스티커 종류도 매우 다양하며, 증상에 따라 어디를 자극하고 어떤 마사지를 해야 하는지 설명한 책들이 계속해서 진화하고 있었다.

이제 필자와 함께 귀에 대해 더 자세히 알아보자.

귀를 보면 안다

필자는 1992년부터 한의원에서 수많은 환자들의 귀를 봐 왔다. 하루 평균 50명 정도의 귀를 관찰했고 매일 2,000회 정도 귀 침을 놓아 왔다. 한의사 경력 28년으로 계산하면 1,000만 번 정도 침을 놓은 셈이 된다. 이러다 보니 사람의 귀 모양만 보고 그 사람이 어떤 인생을 살았는지가 보일 정도가 되었다.

귀를 통해 누구나 쉽게 건강을 셀프 체크할 수 있다. 이쑤시개의 뭉툭한 부분이나 젓가락, 손이나 지압봉 등으로 귀의 곳곳을 눌러 보면 된다. 지압봉의 무게를 스스로 느낄 수 있는 정도의 강도로, 쉽게 말해 꾹꾹 누른다! 아픈 곳이 있다면, 그 지점에 상응하는 신체 장기나 근육, 시스템의 기가 막혀 있다는 뜻이다. 눌렀을 때 아프면 해당하는 부위에 실제로 통증이나 증상이 있을 가능성이 높다. 너무 정확한 혈자리를 찾으려고 스트레스 받을 필요는 없다. 혈자리를 정확히 찾는 것은 매우 어렵다. 익숙해질 때까지는 시간이 걸린다.

건강을 위해 할 수 있는 **간단한** 귀 마사지

귀를 구기거나, 마찰하거나, 잡아당기거나, 접거나, 귓불을 늘이거나, 누르거나, 연골 부위를 잡고 당겨 주는 등의 방법으로 귀에 적절한 자극을 주자. 귀 마사지를 하면 할수록 우리 몸의 신진대사가 원활해지며, 열이 오르게 된다. 그 과정에서 몸의 독소가 발산되는 효과를 볼 수 있다. 30회 마사지를 기본으로 하자.

1 **귓불 늘이기**
정신 개운 마사지

귓불에는 얼굴과 눈에 해당하는 혈자리가 있다. 손가락으로 귓불을 가볍게 잡고 늘여 주는데, 살살 돌리면서 마사지하는 것과 섞어서 하면 더욱 효과적이다. 특히 집중력 향상이 필요할 때 좋다.

일명 '**정신 개운 마사지**'다.

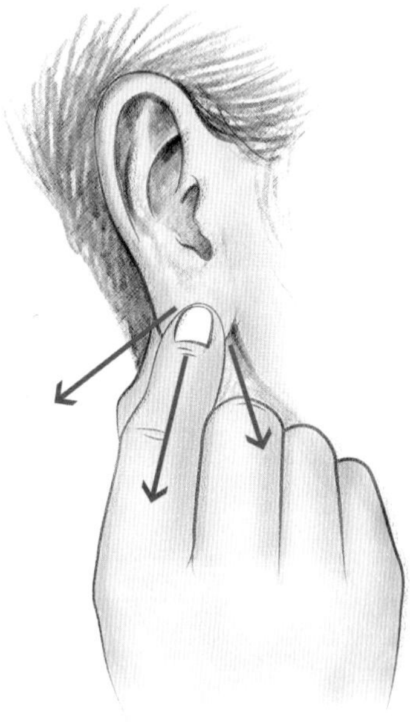

귓불 늘이기

2 귀 반으로 접기(가로)
화병 풀기 마사지/
피로 회복 마사지

첫 번째: 귀 구기기_화병 풀기 마사지

귀 위와 아래를 붙인다는 생각으로 반 접어 보자. 누르는 과정에서 혈액순환이 촉진되며, 척추와 어깨 등에 해당하는 혈자리에 자극이 느껴지기 때문에 몸이 개운해지는 효과를 볼 수 있다. 가슴이 답답하고 등이 뻐근할 때 특히 좋다.

일명 '**화병 풀기 마사지**'다.

두 번째: 귀 마구 구기기_피로 회복 마사지

귀를 구긴 상태에서(반으로 접은 상태에서) 이리저리 귀를 잡고 스트레칭하듯 돌려 보자. 다른 마사지를 할 때보다 이 마사지를 할 때 아픈 사람이 많다.

일명 '**피로 회복 마사지**'다.

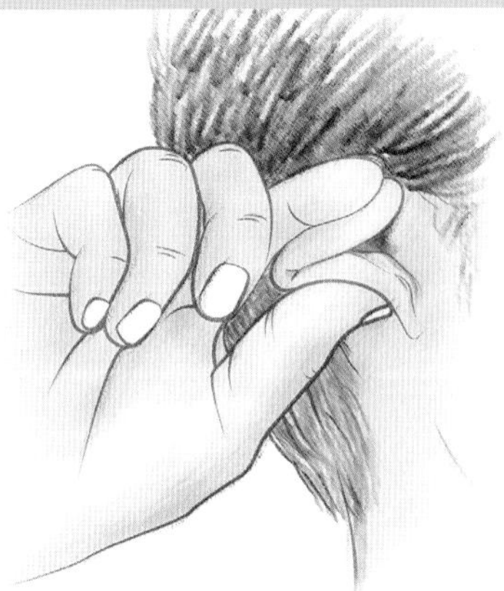

귀 반으로 접기(가로)
귀 구기기

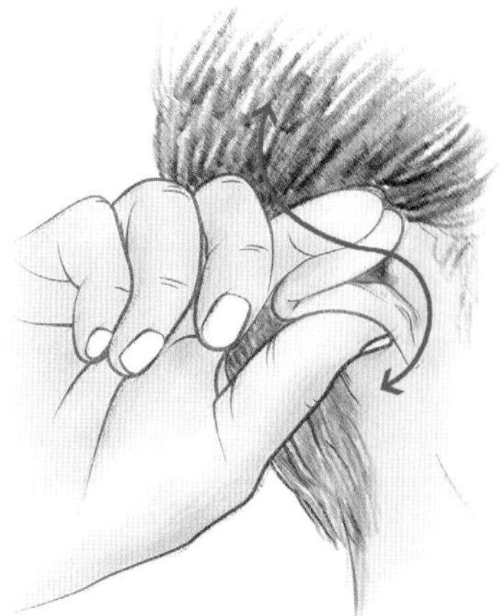

귀 반으로 접기(가로)
귀 마구 구기기

3 귀 마찰하기
기분 전환 마사지

양 손가락을 이용해서 귀에 열감이 느껴지도록 마찰해 주자. 아래에서 위로 마사지를 반복하는 과정에서 몸에 열이 오르고 활기가 생기는 것을 느낄 수 있다. 무기력해지고 짜증 나고 우울할 때 해 보자. 일명 '**기분 전환 마사지**'다.

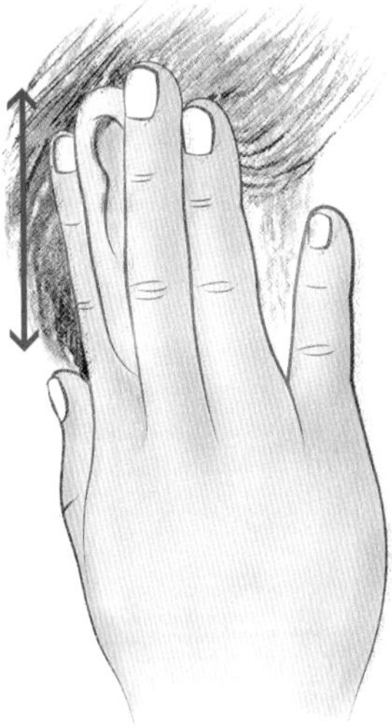

귀 마찰하기

4 귓바퀴 잡아당겨 펴기
면역 정상 마사지/ 자율신경 마사지

귓바퀴를 잡고 바깥으로 늘이는 느낌으로 잡아당겨 보자. 귀 안쪽으로 말려 있는 귓바퀴를 펑펑하게 펼친다는 느낌으로 잡아당기면 된다.

첫 번째: 상단 귓바퀴 잡아 펴기_면역 정상 마사지

알레르기나 편도선 질환 등을 앓고 있는 경우 효과를 볼 수 있다. 일명 '**면역 정상 마사지**'다.

두 번째: 중간 귓바퀴 잡아 펴기_자율신경 마사지

호흡, 순환, 대사, 체온, 순환, 분비 등 자율신경 조절을 돕는다. 일명 '**자율신경 마사지**'다.

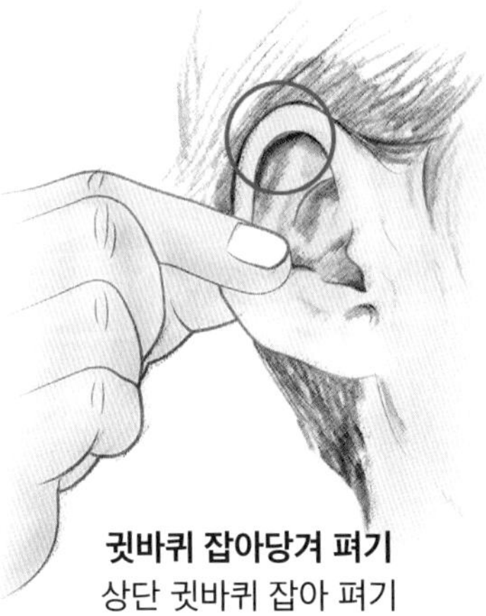

귓바퀴 잡아당겨 펴기
상단 귓바퀴 잡아 펴기

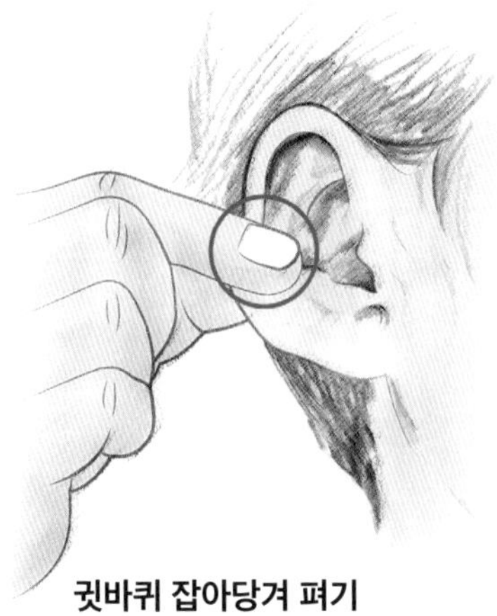

귓바퀴 잡아당겨 펴기
중간 귓바퀴 잡아 펴기

5 **귀 꾹꾹 누르기**
소화 촉진 마사지

손가락으로 귀를 전반적으로 마사지한다는 생각으로 꾹꾹 눌러 보자. 식후 더부룩한 느낌이 들거나 체했을 때, 배에 가스가 찬 느낌이 들 때 실시하면 사람에 따라서 트림이나 방귀가 나오는 경우도 있다. 일명 '**소화 촉진 마사지**'다.

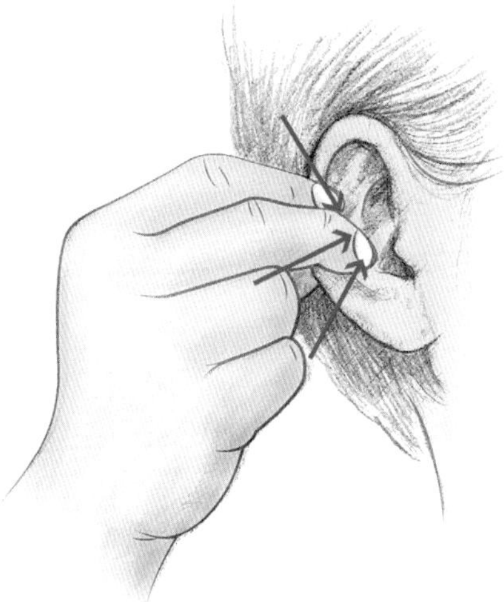

귀 꾹꾹 누르기

6 귀 걸어 당기기
정력 증진 마사지

귀에 두 번째 손가락을 걸어 보자. 엄지와 검지로 고리를 만들어 바깥 방향으로 스트레칭하듯 당겨 보자. 자궁이나 생식기와 관련한 혈자리에 손가락을 넣어 잡아당기면 체내 대사 활동이 더욱 원활해진다. 부부와 연인 사이에 하면 좋은 귀 마사지법이다.

일명 '**정력 증진 마사지**'다.

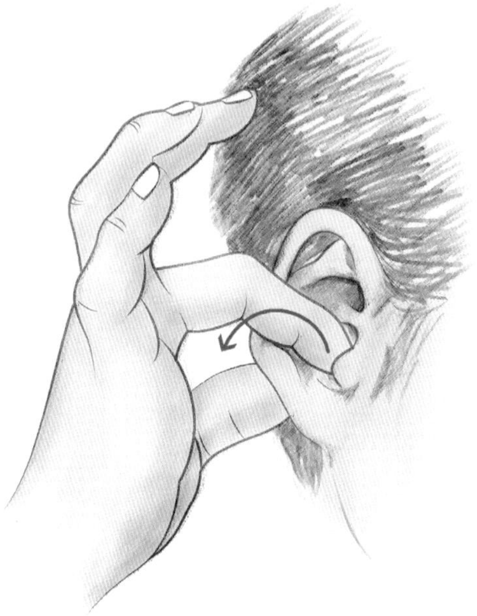

귀 걸어 당기기

7 귀 납작 누르기(세로)
마음 안정 마사지

손바닥을 이용해 귀를 세로로 접는다. 손바닥의 열기를 귀로 전달한다는 생각으로 납작하게 눌러 보자. 그 상태에서 작은 원을 그리듯 돌리면 소리가 일부 차단되기에 명상, 휴식이나 잠들기 전에 하면 좋으며, 귀 연골 부분을 자극함으로써 척추계 전반을 마사지할 수 있다.
일명 '**마음 안정 마사지**'다.

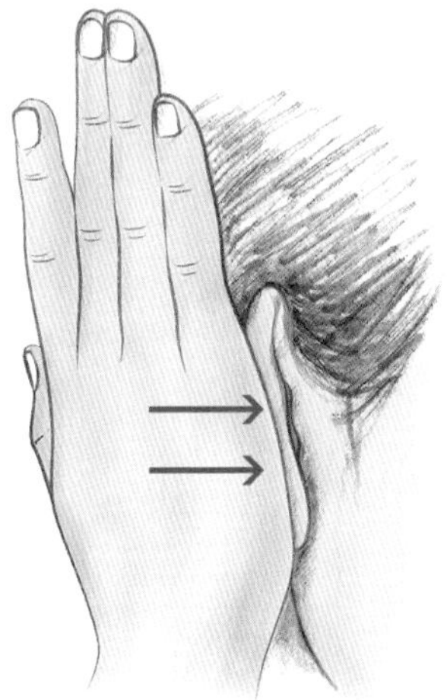

귀 납작 누르기(세로)

8 귀 상단 연골 당기기
다리 매끈 마사지

이첨(귀 꼭대기)과 귀 상단 부위를 스트레칭하는 감각으로 당긴다. 귀 상단에는 발목, 종아리에 해당하는 혈자리가 있다. 조금 많이 걸었거나 다리가 부었을 때 편안하게 해 준다. 여행 가서 자기 전에 하면 좋다. 일명 '**다리 매끈 마사지**'다.

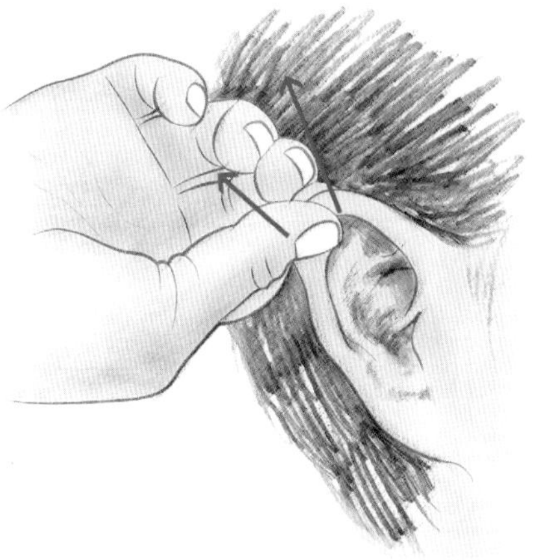

귀 상단 연골 당기기

귀 혈자리와 지압 스티커

귀 혈자리에 지압 스티커를 붙이는 것은 건강 유지와 회복에 보조 요법으로 효과가 있다. 그러나 스티커를 붙이는 것만으로는 병을 고칠 수 있는 것이 아니다. 증상을 완화하고, 본인의 건강 상태를 체크하는 데 도움을 줄 수 있다.

지압 스티커 종류

시중에서 판매하는 지압 스티커는 크게 미세침(멸균침)과 지압볼(금속, 돌)이 붙은 제품으로 나눌 수 있다. 테이프 형태, 패션 요소를 가미한 스톤이 붙은 것 등, 요즘은 다양하게 나오고 있으니 취향에 맞게 고르면 된다.

지압 스티커 붙이는 방법

1. 몸의 왼쪽이 아프면 왼쪽 귀에 지압 스티커를 붙이고, 몸의 오른쪽

이 아프면 오른쪽 귀에 스티커 침을 붙이면 된다.

2. 왼쪽과 오른쪽을 구분할 수 없이 전반적으로 아픈 질환인 경우에는 양쪽 귀에 나누어 지압 스티커를 붙인다.
3. 지압 스티커의 적정 개수는 한 쪽 귀에 3개씩, 양쪽 총 6개 정도다.
4. 피부 알레르기가 있는 사람은 오래 붙이지 않는 게 좋다.
5. 사람마다 자신의 기 상태나 컨디션에 따라 다르지만 12시간 정도 붙이는 것이 적당하다.
6. 귀 지압 스티커의 종류에 따라 이내침(耳內針), 지압볼이 붙어 있는 제품 등 형태와 종류가 다양하니 본인이 원하는 것을 붙이거나 자극의 정도에 따라 골라 붙이면 된다.
7. 자극해야 할 혈자리가 너무 많은 경우 가장 아픈 3개의 지압점을 찾아 먼저 자극하는 것을 원칙으로 한다.

귀 혈자리 찾는 방법

1. 사람의 귀는 이 책에 제시한 귀 모양과 모두 다르기 때문에 혈자리 위치 역시 꼭 같지는 않다.
2. 먼저 지압봉이나 끝이 뭉툭한 이쑤시개 등과 같은 도구로 귀를 지압해 아픈 부위를 찾는다.
3. 제시된 그림과 위치가 다소 다른 것 같더라도 지압봉으로 눌러 가장 아픈 곳에 붙이는 것이 효과적이다. 예를 들면 눈이 안 좋아서 눈과 관련한 혈자리를 찾을 때, 귓불 가운데부터 눌러 보며 가장 아

픈 통증을 느끼는 부위에 붙이면 된다. 즉 혈자리 지도를 보며 대강의 위치를 찾고, 본인의 귀에서 아픈 포인트를 찾아 내는 것이 중요하다.

4. 눌러서 아픈 부위는 기가 막혀 있는 곳이고, 아프지 않은 부위는 건강한 곳이라고 생각하면 된다.

이경제 원장의 '12 Zone 이경혈도'

필자는 '12 Zone 이경혈도'를 제안한다. 이는 귀의 수많은 혈자리를 12개 구역(Zone)으로 구분한 것이다.

이경혈도는 폴 노지에 박사의 이론과 필자의 스승으로부터 배운 것, 그리고 필자가 28년간의 한의사 경력에서 얻은 수많은 임상 사례를 정리한 것이다.

12개 구역에서 척추와 관련된 뒷목부터 척추, 허리, 발로 이어지는 귀 침 포인트는 마치 벨트 형태처럼 인접해 있다. 따라서 정확하게 포인트를 집어내지 못한다 할지라도 근접 영역을 마사지하거나 자극하면 좋은 효과를 얻을 수 있다.

12 Zone 이경혈도

1. 스트레스계: 신문

2. 호르몬계: 갈점, 기점, 부신, 내분비

3. 알레르기계: 귓바퀴 상부

4. 두뇌계: 앞머리, 뒷머리, 머리 정수리, 안면

5. 안계: 눈, 혀, 편도선

6. 척추계: 뒷목 - 등 - 허리 - 골반 - 무릎 - 발목 - 발가락

7. 견비계: 어깨 - 팔꿈치 - 손목 - 손가락

   경항계: 뒷목 - 어깻죽지 - 쇄골

8. 소화계: 입 - 식도 - 위장 - 십이지장 - 소장 - 대장 - 항문

9. 심폐계: 심장, 폐, 기관지

10. 간담계: 간, 담(쓸개), 비장(지라), 췌장

11. 비뇨계: 신장, 방광, 요도/요관

12. 생식계: 자궁, 난소, 전립선

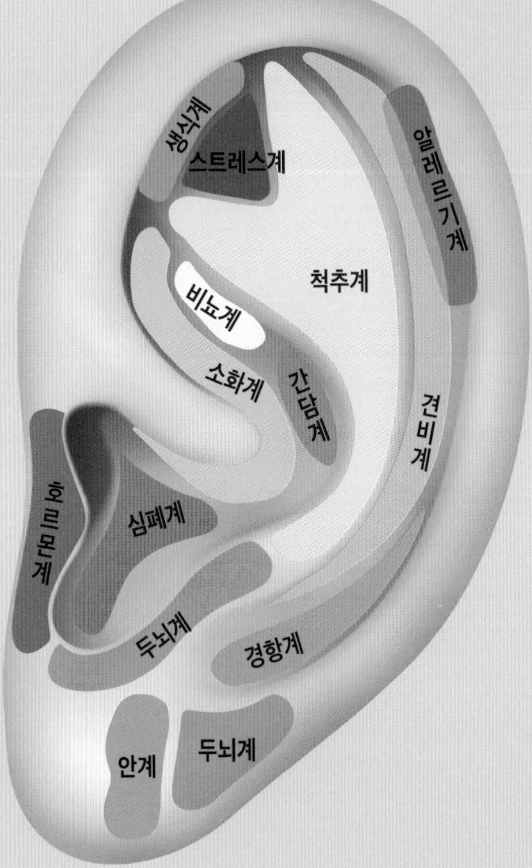

12 Zone 이경혈도

이경혈도 보는 법

혈자리를 보기 편하도록 12구역으로 나누어 정리하긴 했지만, 우리 몸은 상상 이상으로 유기적이다. 알레르기 때문에 콧물이 나오는 증상은 코만 안 좋은 게 아니라 폐, 간, 소장, 뒷목, 어깨 등이 안 좋아 나타날 수도 있다. 즉 코만 치료한다고 해서 되는 것이 아니다.

또한 귀를 만지고 자극한다고 모든 질병이 깨끗이 낫지는 않는다. 치통이 있는 사람이 귀의 치통점을 자극하면 통증을 줄일 수는 있으나, 치통의 원인과 증상이 모두 사라지는 것은 아니다. 우선 치과에 가서 전문의의 진단을 받자.

질병은 정확한 진단과 처방이 가장 중요하다. 질병의 원인과 증상을 파악한 후 한방과 양방의 도움을 적절히 받자.

필자 역시 무릎 관절염으로 고생할 때 혈자리를 자극하고, 강골단을 먹으며, 글루타치온 주사를 맞으러 병원에 가고, 재활의학과에서 처방 받은 약을 먹었다. 중요한 것은 모든 방법을 동원해서 병에서 낫게 하는 것이다.

이 책의 구성

1. 12존 이경혈도를 12개의 장으로 나누어 설명하였다.
2. 12개 각 계통별로 각 증상을 나누어 설명하였다. 각 증상은 **증상 키워드, 귀 혈자리, 귀 마사지, 좋은 음식과 생활습관** 등으로 구분해 보기 좋게 설명하였다.
   - **증상명/간략 증상 설명**: 증상/질병에 대한 기본적인 개요
   - **증상 키워드**: 각 증상이 가진 특성 설명(예: 스트레스에서 오는지, 다른 질병에서 오는지)
   - **귀 혈자리**: 필자의 임상 경험에 따른 귀 혈자리. 폴 노지에 박사의 혈자리와 조금 차이가 있음을 밝힌다.
   - **귀 마사지**: 각 증상에 따라 부위별 귀 마사지 방법을 소개한다.
   - **좋은 음식과 생활습관**: 생활 속에서 쉽게 찾을 수 있는 식재료와 간단 테라피를 기본으로 소개한다. 단, 음식은 치료의 근본 대책이 아니니 본인의 증상/질병에 대한 한방/양방 진료와 치료가 병행되어야 한다.
3. 각 설명 뒤에는 **<소소한 이야기>** 코너를 마련해 한의원에 찾아오는 사람들이 **자주 하는 질문과 그에 대한 답**을 달았다. 또 필자가 생각하는 **건강 이야기**를 짧게 담아 보았다.

스트레스계

신문

CHAP

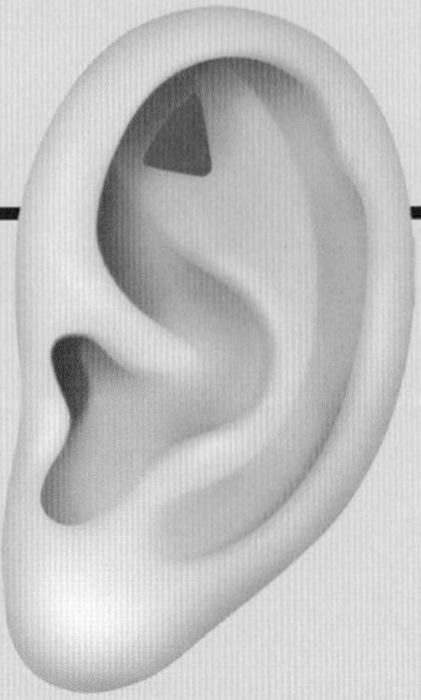

사는 게 힘들다. 하루라도 스트레스 없이
지나가는 날이 있다면 뭔가 찜찜하다고
말하는 사람이 있을 정도로
매일매일이 스트레스의 연속이다.
문제는 스트레스가 만드는 질병이
너무도 많다는 점이다. 그래서 스트레스계를
따로 구분해 볼 필요가 있다. 필자의 한의원을 찾은 사람들에게서 본
증상 위주로 분류해 보았다. 우선 신문(神門)을 자극해 보자.

ER.01

신문: 자율신경 조절

신문은 정신의 문으로 이해하면 쉽다. 감정을 원만하게 조절하며, 스트레스를 감소시키고, 염증 진정 작용을 하며 기운의 순환을 좋게 하는 혈자리다. 스트레스에서 오는 증상들은 기본적으로 신문을 자극하면 좋다.

우리 몸의 자율신경은 호흡, 순환, 대사, 체온, 소화, 분비, 생식 등 생명 활동의 기본이 되는 기능을 하며 마음과 기분을 좌우한다. 대뇌의 영향을 받지 않고 자율적으로 작용하기에 자율신경이라는 이름이 붙었다.

자율신경계의 교감신경과 부교감신경은 마치 차의 엑셀러레이터, 브레이크와 같다. 깨어 있을 때, 긴장하거나 흥분하고 있을 때에 교감신경은 활성화되는데, 혈압이 상승하고 심장 박동이 증가하며 피부와 장기, 근육으로 혈액이 집중되게 한다. 부교감신경은 휴식을 취하거나 수면 중에 활성화되며 혈압을 낮추고 심장 박동을 감소시킨다.

교감신경과 부교감신경이 적당한 밸런스를 유지하면 문제가 없지만 그 둘의 밸런스가 무너지면 참 힘들다. 건강검진을 해도 기질적인 변화가 보이지 않아 방치하기 쉽다. 스트레스, 흡연, 과음, 불규칙한 생활습관, 각종 급성 및 만성 전염병 등이 원인이다.

01 건망증

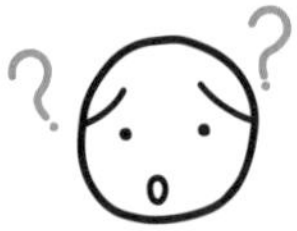

노화에 따른 건망증만 있는 것이 아니다. 넘쳐나는 정보와 과로 때문에 깜빡깜빡 하는 젊은 환자들이 생각보다 많다. 일단 두뇌의 기가 활발하게 움직여야 한다.

증상 키워드	스트레스, 심신 쇠약, 피로, 생활 통증
귀 혈자리	신문, 간, 머리
귀 마사지	귀 구기기

좋은 음식과 생활습관

아세틸콜린(신경전달물질)이 풍부하게 든 음식이 두뇌 활동을 활성화시킨다. 견과류(아몬드, 호두, 브라질너트 등), 바나나, 소고기, 익힌 브로콜리를 먹자.

- 강황: 강력한 항산화 성분인 커큐민이 풍부하게 들어 있어 세포 노화와 염증을 방지한다.
- 홍삼: 혈액 흐름을 원활하게 하고, 항산화 작용을 한다. 피로 회복과 기억력 개선에 도움이 된다.

손과 발을 움직이는 운동을 하자. 일기를 쓰거나 메모를 하는 것도 좋다.

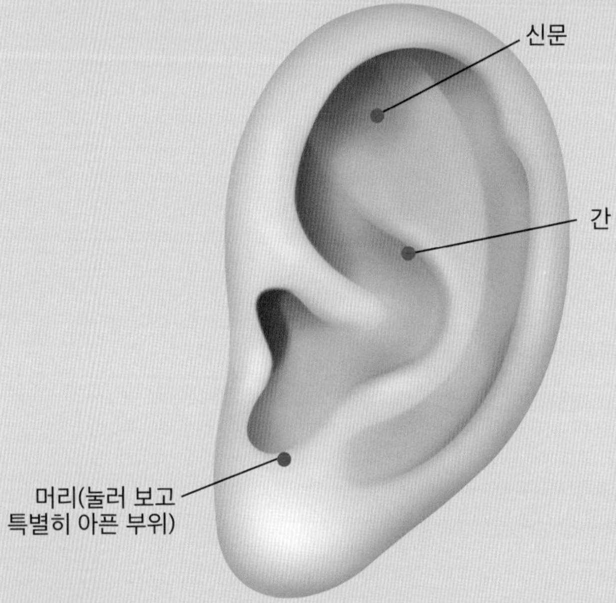

건망증

02 우울증

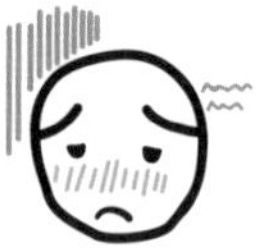

우울증은 정신과 질환이면서 스트레스, 호르몬과도 큰 연관이 있다. 히포크라테스가 울증(melancholia)이라는 이름의 증상을 기록해 놓았을 정도로 역사가 깊으며, 흔한 정신 질환이다. 의욕 저하, 무기력, 불면증, 상실감 등 너무나 다양한 증상이 함께 나타난다.

증상 키워드	스트레스, 심신 쇠약, 피로
귀 혈자리	부신, 신문, 머리
귀 마사지	귀 마찰하기

좋은 음식과 생활습관

체리, 블루베리, 아사이베리, 토마토, 레드비트 등 항산화 물질이 풍부한 과일과 채소가 좋다.

- 오메가 3 지방산: 도파민, 세로토닌(행복 호르몬)과 같은 호르몬을 증가시켜 뇌 기능을 향상시키고, 우울 증상 개선에 도움을 준다.
- 대추: 불면증, 신경 과민, 우울증 등에 효능이 있는 대추를 꾸준히 먹자.
- 국화: 국화의 플라보노이드 성분이 머리를 맑게 해 주고 우울한 마음을 안정시켜 준다.
- 햇빛 산책: 비타민 D가 생체리듬을 정상화시키고, 멜라토닌을 생성시켜 기분 전환에 도움이 된다.

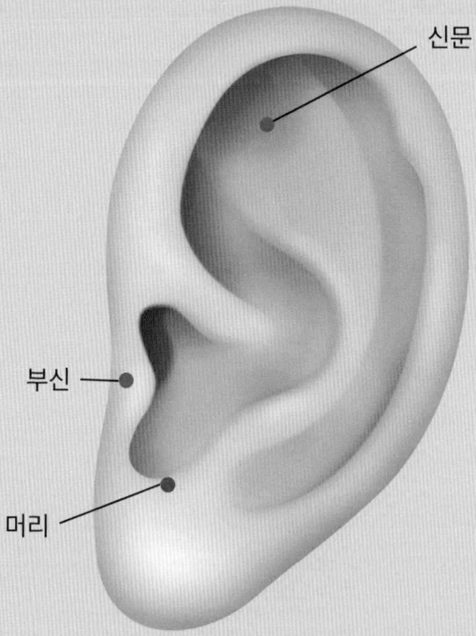
신문
부신
머리

03 불면증

불면증은 우울증과 함께 나타날 수 있다. 불면증이 지속되면 우리 몸의 컨디션이 모두 무너져 내린다. 필자가 강조하는 3쾌(三快)*의 하나인 쾌면은 잘 먹고(쾌식) 잘 배출(쾌변)하는 것만큼이나 중요하다. 핸드폰 배터리 충전을 생각해 보자. 수면은 충전이다.

증상 키워드	스트레스, 심신 쇠약
귀 혈자리	부신, 신문, 머리, 안면, 뒷목

좋은 음식과 생활습관

천연 멜라토닌: 멜라토닌은 수면을 관리하는 시계와도 같아서 밝은 낮에는 체내 농도가 낮지만, 늦은 저녁이 될수록 더 많이 분비된다. 토마토, 올리브, 체리, 우유, 케일 등에는 천연 멜라토닌이 함유되어 있다.

- 꿀: 당은 포도당, 과당 등으로 분해되어 간에 글리코겐으로 저장되는데, 양이 부족하면 우리는 쉽게 잠들 수 없다. 과로, 운동, 스트레스 등으로 몸속에 저장된 글리코겐이 과다 소모되면 더 쉽게 지치고 피곤해진다. 꿀은 단당류이기 때문에 체내 장벽에서 직접 흡수된다.
- MSM(식이유황): 비타민 C와 함께 콜라겐 합성과 항산화에 중요한 역할을 한다. 관절, 연골 건강에 좋고 스트레스, 과로, 피로 등에서 오는 불면증에도 도움이 된다.

*3쾌: 쾌면(快眠), 쾌식(快食) 쾌변(快便)

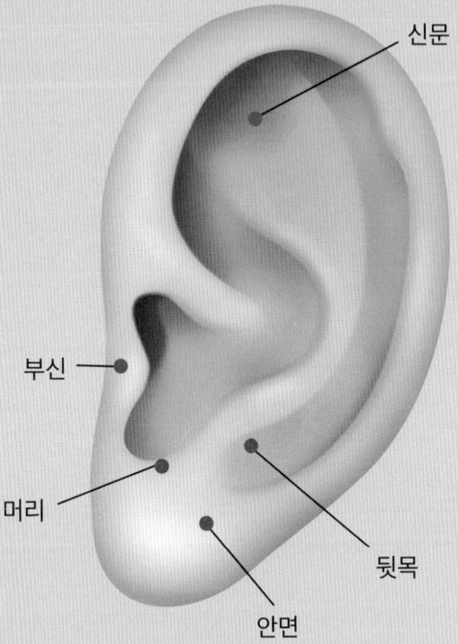

불면증

04 화병/답답함

한국인들은 화병이 있다. 답답함, 억장이 무너지고, 열이 치미는 느낌, 억울함, 꽉 막힘 등이 화병의 대표 증상이다. 심하면 신체 통증으로까지 나타난다. 몸에 좋은 산소가 계속 들어오게 하는 것이 좋다. 숨을 크게 들이마시고 내쉬자. 화병이 모이는 곳은 양 젖꼭지 가운데 '전중'이란 혈인데, 화병이 있는 사람은 전중을 누르면 정말 아프다.

증상 키워드	스트레스, 심신 쇠약
귀 혈자리	부신, 신문, 심장, 가슴, 등
귀 마사지	귀 납작 누르기, 귀 구기기

좋은 음식과 생활습관

- 연잎차: 항산화 물질인 퀘세틴이 풍부하다. 혈액순환을 도와 어혈을 풀어 주고, 철분이 풍부해 갱년기 여성에게 도움이 된다. 《명의별록(名醫別錄)》에 연잎차는 사람의 마음을 맑게 하여 기분을 안정시켜 준다는 기록이 있다.
- 국화: 국화의 플라보노이드 성분이 머리를 맑게 해 주고 우울한 마음을 안정시켜 준다.
- 강황: 화는 위장 장애를 부른다. 심신을 안정시키고 스트레스 해소, 소화 기능 개선에 도움을 주는 강황을 먹어 보자.

심호흡을 하자. 복식호흡을 한다는 생각으로 깊게 들이쉬고 내쉬자.

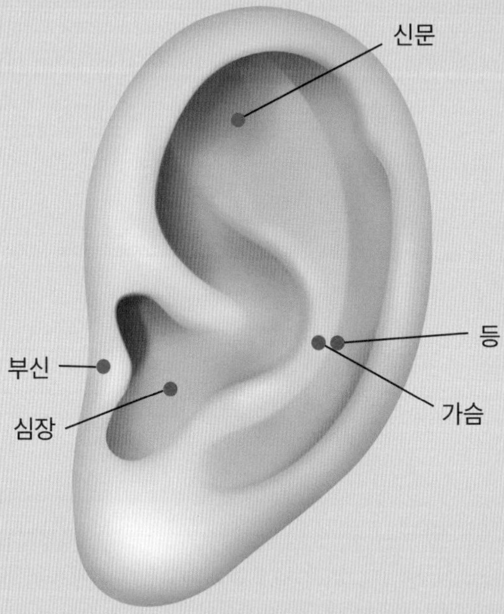

화병/답답함

05

공황장애

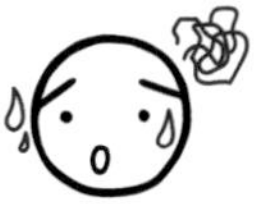

최근 공황장애에 관한 상담과 진료가 늘었다. 불안과 답답함, 무슨 일이 생길 것만 같은 매우 심한 강박, 실신, 식은땀, 오한, 감각 이상, 마비, 메스꺼움, 호흡 곤란, 의식 저하, 떨림, 저림 등 다양한 증상이 나타난다. 정신과 전문의와의 지속적인 상담과 약 복용을 병행하는 것이 좋다. 한의원에서 마음을 가라앉히고 화를 풀어 주는 처방을 받아 복용해도 도움이 된다. 정신적인 문제가 아닌 경우라면 심혈관계 질환이나 호르몬 이상이 원인인 경우도 있다.

증상 키워드	스트레스, 심신 쇠약, 심혈관계 질환, 호르몬 이상 의심
귀 혈자리	신문, 가슴, 등, 심장, 머리
귀 마사지	귀 납작 누르기, 귀 구기기

좋은 음식과 생활습관

특정 음식을 고집할 필요는 없다. 단 술과 카페인 과다 섭취는 피하자. 특히 카페인은 심박수를 증가시키는데, 이는 공황장애 증상을 악화시킬 수 있다. 평소에 좋아하는 향으로 아로마 테라피, 반신욕, 족욕 등을 하며 마음과 정신을 평온히 하는 습관을 가지자. 필자의 지인 중 오랜 시간 공황장애로 고생하던 사람은 맡으면 안정되는 아로마 향을 항상 가지고 다녔다. 증상이 나타나려고 할 때마다 아로마 향을 맡으면 조금 완화되었다고 한다.

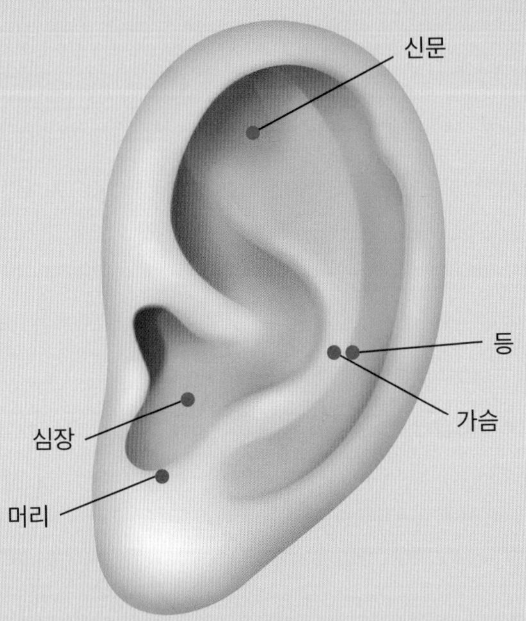
신문
등
가슴
심장
머리

06 후천적 탈모/원형탈모

유전적으로 생긴 탈모는 치료가 정말 어렵다. 그러나 후천적 탈모와 원형탈모는 개선의 여지가 있다. 스트레스, 수면 부족, 과로, 피로, 음주, 흡연, 다이어트, 운동 부족 등이 가져오는 대표적인 질병이다. 대다수 탈모는 지루성 두피에서 많이 발생한다. 6개월에서 1년 정도 꾸준히 치료가 필요하며 갑상선을 자극해 주면 탈모 예방에 좋다. 꾸준한 두피 케어도 필수!

증상 키워드	스트레스, 심신 쇠약, 피로
귀 혈자리	머리, 부신, 신문, 갑상선

좋은 음식과 생활습관

아연이 풍부한 음식을 먹자. 아연이 부족하면 피부가 거칠어지고, 상처 회복이 더디며, 탈모, 정력 감소, 감염성 질병에 자주 걸린다. 굴, 멸치, 지방이 적은 육류, 녹차, 참깨, 들깨, 통밀, 현미, 검정콩, 간, 꼬막, 표고버섯 등을 먹으면 좋다.

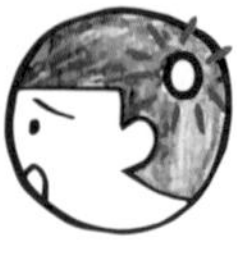

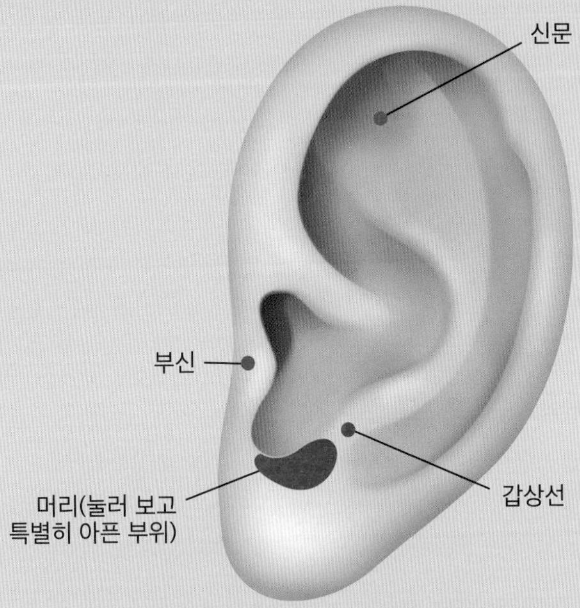
신문
부신
갑상선
머리(눌러 보고
특별히 아픈 부위)

07

입마름(구갈)

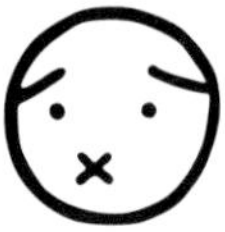

당뇨, 빈혈 같은 만성 질환이 입을 마르게 하고, 스트레스, 우울증 등의 정신 질환에서 입마름[口渴]이 오기도 한다. 입마름은 피로의 대표 증상이다. 자율신경계에 영향을 미치며 침 분비를 줄이기 때문이다. 침이 부족하면 구내염, 혀 갈라짐, 구취, 백태, 호흡기 질환 등의 질병을 유발하며 체내 면역력과 소화 기능의 저하를 가져올 수 있다.

증상 키워드	스트레스, 피로, 심신 쇠약, 노화, 당뇨
귀 혈자리	신문, 뒷목, 간, 입
귀 마사지	귀 구기기, 귀 마구 구기기

좋은 음식과 생활습관

- 무설탕껌: 침샘을 자극하는 것이 주목적이다. 입속에 침이 돌아야 건강하다.
- 구기자와 대추: 함께 끓여 물처럼 마시면 화병이나 스트레스에서 오는 입마름 해소에 도움이 된다.
- 오미자: 오미자의 신맛은 입마름 증상을 완화한다. 또한 침 분비를 자극하여 입마름 해소는 물론 목 이물감 해소에도 좋다.
- 맥문동: 폐를 윤기 있게 하고, 기침을 멎게 하는 효능이 있다. 심혈관을 건강하게 하여 심장의 열을 식혀 갈증을 완화하는 데도 좋다. 상열감(열이 위쪽으로 오르는 것), 갱년기 입마름, 변비, 탈모 등에도 좋으니 진액, 차, 환 등으로 먹어 보자.

수분을 현명하게 섭취하자. 체중 50kg 기준으로 1~1.5리터가 권장된다. 단, 한꺼번에 몰아 마시면 좋지 않다. 너무 차가운 물이나 뜨거운 물보다는 여름에는 적당히 시원한 물, 겨울에는 따뜻한 물을 마시는 습관을 들인다.

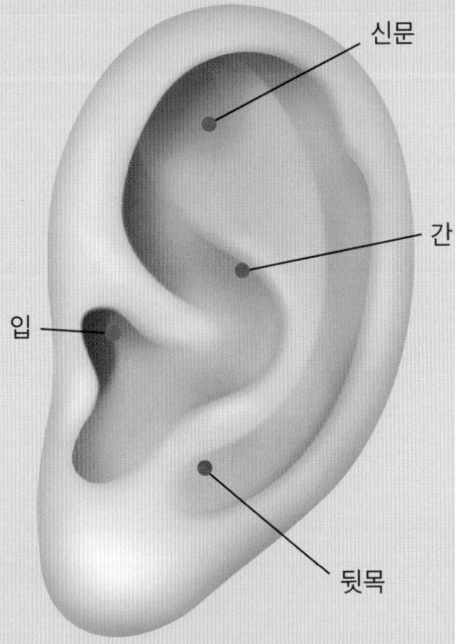

입마름

08 숨 차오름

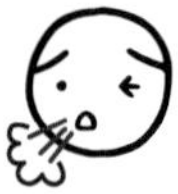

호흡이 문제가 되는 이유는 정신적인 경우와 심장, 폐, 기관지의 기능이 저하되어 오는 경우로 나눌 수 있다. 호흡 곤란을 동반하는 과호흡 증후군 등의 경우 응급처치법을 꼭 알고 있어야 한다.

증상 키워드	스트레스, 피로, 심신 쇠약, 심폐계 기능 저하
귀 혈자리	부신, 심장, 기관지
귀 마사지	귀 납작 누르기

좋은 음식과 생활습관

정신적인 문제에서 오는 숨 차오름은 화병, 공황장애, 분노, 과도한 스트레스 등에서 나타난다. 관련 항목을 참조하여 전문의와 상담·진료를 하면서 심호흡, 아로마테라피 등으로 정신을 먼저 안정시키는 것이 좋다.

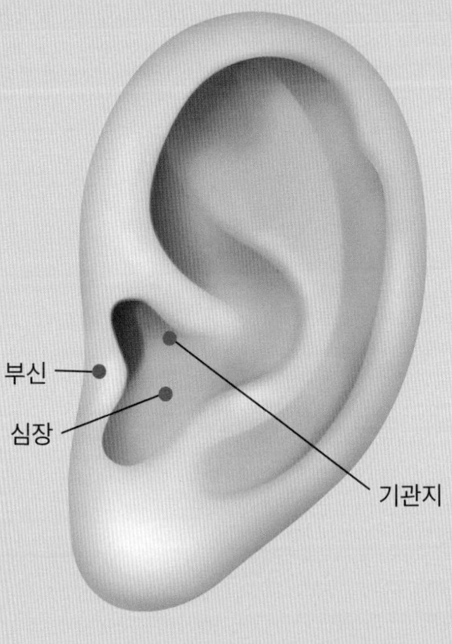
부신
심장
기관지

09

식은땀

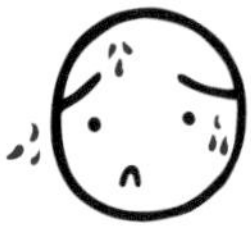

식은땀은 주로 머리, 뒷목에서 흐른다. 땀이 나고 체온이 식는다. 천근만근 몸이 무겁고 피곤해진다. 필자는 식은땀을 흘리는 대부분의 원인이 간 기능 저하 때문이라고 본다. 간이 좋아지면 식은땀이 사라지는 경우가 많다. 지방간인 경우 식은땀을 많이 흘리며, 콜레스테롤 등 중성지방 수치가 높거나 고지혈증, 반대로 저혈당인 경우에도 식은땀이 난다. 뒷목이 지나치게 긴장되어 있어도 그렇다. 특별한 이유 없이 저절로 나는 자한(自汗), 잠잘 때 땀이 나는 도한(盜汗) 등이 있다.

증상 키워드	스트레스, 피로, 심신 쇠약, 간 기능 저하
귀 혈자리	부신, 간, 뒷목
귀 마사지	중간 귓바퀴 잡아 펴기

좋은 음식과 생활습관

- 백출(삽주의 덩이줄기): 비장과 위장의 기능을 향상시켜 소화 기능과 영양 흡수를 원활하게 한다. 소화 장애와 더부룩함은 물론 설사와 식은땀 등 수분 대사 이상에 효과가 있다.
- 황기: 식은땀, 만성피로, 정력 부족 등 기력이 쇠할 때에 좋다. 보통 삼계탕이나 닭백숙에 황기를 넣어 먹는 경우가 많다. 원기가 부족해서 나는 식은땀에 좋다.
- 레드비트: 비타민과 철분이 풍부하여 심장, 간, 빈혈 예방, 혈액순환에 좋다. 즙으로 내서 마신다. 간 기능 개선에 도움이 되며, 장기 문제로 오는 식은땀에 좋다.
- 녹용: 양기 보양식인 녹용은 기허 체질의 자양강장과 원기 회복에 좋다.

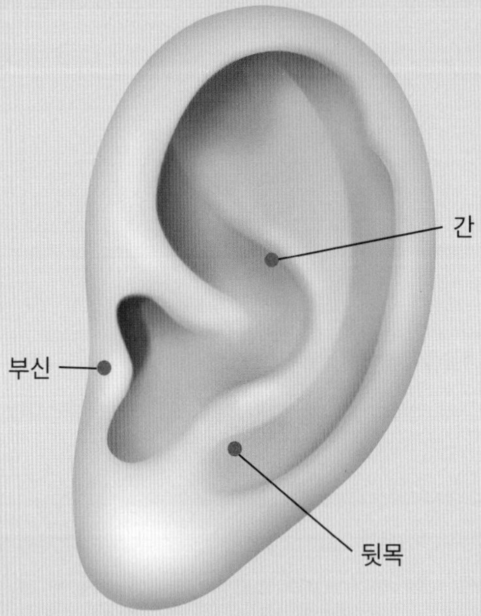
간
부신
뒷목

10 무기력/의욕 저하

입마름 증상이 함께 나타나는 경우가 많다. 피로가 쌓이면 무기력해지고 아무것도 하기 싫어진다. 만성피로증후군이 되면 치료가 어려워진다. 쌓인 피로는 바로 풀자. 무기력과 의욕 저하를 방치하면 우울증과 만성피로가 올 수 있다.

증상 키워드	스트레스, 피로, 심신 쇠약, 간 기능 저하
귀 혈자리	신문, 간, 부신
귀 마사지	귀 마찰하기, 귀 납작 누르기

좋은 음식과 생활습관

- 간에 좋은 음식: 레드비트, 부추, 호박, 케일 등을 먹자. 간에 좋은 영양제를 챙기는 것도 무기력과 의욕 저하, 만성피로 회복에 도움이 된다.
- 피로 회복에 좋은 음식: 마늘, 포도, 홍삼, 자몽 등.
- 마카: 페루의 산삼이라고 불리는 마카는 아스파라긴산, 글루타민산 등 20여 종의 아미노산과 철분, 칼슘, 미네랄, 비타민이 풍부한 슈퍼 푸드다.
- 카페인: 과량 섭취하지 않으면 사고력 증대와 활력을 가져온다. 갑자기 너무 졸리고 힘들고 무기력해질 때 커피 한 잔 마시는 것은 좋을 수 있다.
- 녹용: 양기의 대표 보양식인 녹용은 자양강장과 원기 회복에 좋아 지치고 피곤해서 오는 의욕 저하 해소에 효과가 있다.

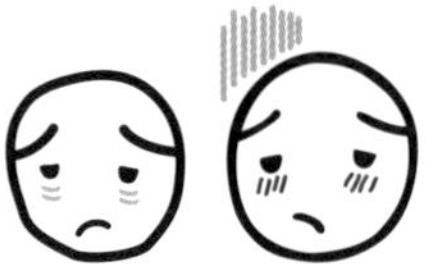

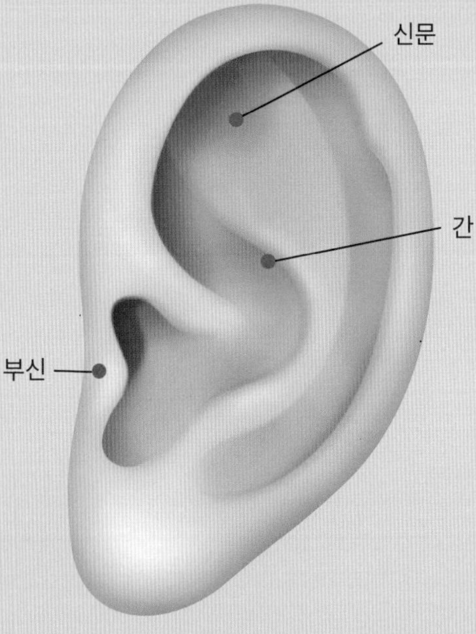

무기력/의욕 저하

11 기분 전환

두한족열(頭寒足熱, 머리는 시원하게 발은 따뜻하게), 그리고 복온(腹溫)을 기억하자. 기가 통하고 환기가 되려면 배는 따뜻하고 머리가 맑아지는 것이 중요하다. 오감을 자극하는 것이 가장 빠른 길이다. 좋은 음악, 좋아하는 향, 좋아하는 음식, 좋아하는 풍경 등 자신을 리프레시할 수 있는 방법을 찾아보자. 눈을 마사지하고 풀어 주는 것도 도움이 된다.

증상 키워드	스트레스, 피로, 심신 쇠약
귀 혈자리	신문, 부신, 뒷목, 눈
귀 마사지	귀 마찰하기, 귀 마구 구기기

좋은 음식과 생활습관

오감을 자극하는 것이 가장 좋다.

시각, 청각, 후각, 미각, 촉각 등을 골고루 자극해 보자. 정답은 없다.

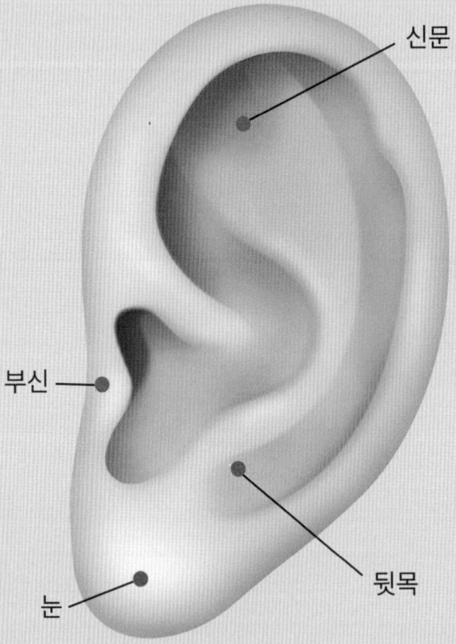

기분 전환

12 어지럼증

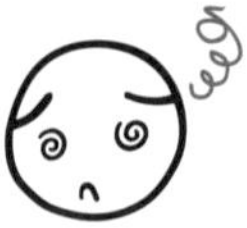

뇌에 문제가 있거나, 위장이나 턱관절이 안 좋은 경우, 그리고 스트레스 때문에 어지럼증이 생길 수 있다. 한의학에서는 어지럼증을 현훈(眩暈)이라 한다. 현(眩)이란 침침하다는 뜻이며, 훈(暈)은 돈다는 말이다. 눈이 침침하고 어지러운 증상이다.

증상 키워드	스트레스, 피로, 위장 장애, 턱관절 이상
귀 혈자리	머리, 내이신경, 뒷목

좋은 음식과 생활습관

잘 체하는 경우 매실, 식초, 효소, 유산균, 적양배추 등으로 장 기능을 개선해 보자. 한의학에서 비(脾)는 기(氣)를 만드는 장부이자 기의 순환을 담당한다. 그러므로 소화기 장애가 발생하면 기가 원활히 순환하지 못하며, 담(痰)이라고 하는 부산물을 낳는다. 담은 어지럼증을 일으키는 요인 중 하나로 어지럼증은 대부분 구역감, 구토 등을 동반한다.

스트레스에서 오는 어지럼증은 아로마 테라피를 하거나 꿀을 섭취하면 좋다.

턱관절에 문제가 있거나 일자목, 거북목인 경우 전문 클리닉을 방문하자. 턱관절은 신체의 부위 중 유일한 양측성 관절로, 주변으로 136개의 근육 조직, 뇌신경 9쌍이 지나간다. 턱관절 주변의 근육이 경직·긴장하면서 주변 신경을 자극하면 이명, 어지럼증, 편두통 등의 증상이 나타날 수 있다.

혈압이 낮아 어지러운 경우에는 레드비트가 좋다. 비타민 A가 풍부한 시금치, 케일, 당근, 고구마, 토마토 등도 효과가 있다.

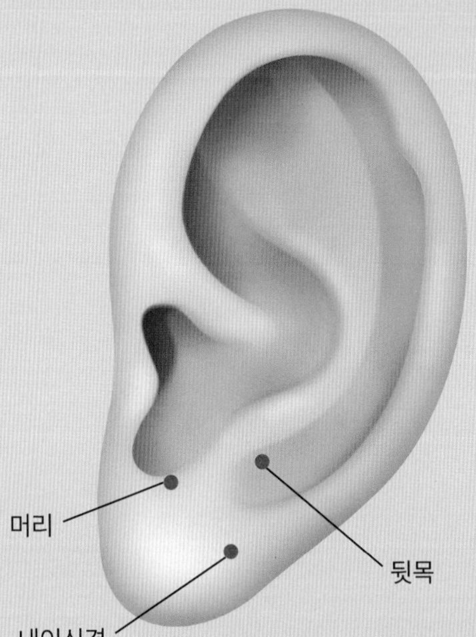

어지럼증

13 이명

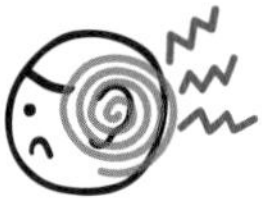

이명은 외부에서 청각적인 자극이 없는 상태인데도 소리를 듣게 되는 현상이다. 스트레스, 이관, 턱관절, 귀와 목 주변 근육의 수축과 경련 등에 의해 유발될 수 있으며 오래 방치하면 치료가 어렵다. 여름에 탈수 증상 이후에 이명 증상이 나타나기도 한다. 필자는 이명을 ① 뇌와 내이신경의 노화, ② 간 기능 저하, ③ 심한 과로로 인한 것이라고 본다. 증상이 심해지기 전에 이비인후과에 가자.

증상 키워드	스트레스, 피로, 심신 쇠약, 간, 뇌, 귀 기능 저하, 심한 비염
귀 혈자리	부신, 간, 뒷목, 내이신경

좋은 음식과 생활습관

- 석창포: 한의원에서 처방하는 총명탕의 주재료로 석창포의 신선한 잎과 뿌리에는 코를 톡 쏘는 듯한 독특한 향이 있다. 이 향이 어혈을 풀어 주고 뇌세포를 활성화시켜 기억력을 좋게 하며 마음을 안정시키고, 간질과 이명에도 효능이 있다.
- 산수유: 산수유의 시고 떫은맛은 간과 콩팥이 약해 어지럽거나 이명이 들리는 증상을 완화해 준다.
- 구기자: 자양강장에 효과가 있어 피로와 과로, 스트레스로 인한 이명에 좋다.
- 영지차: 영지버섯은 불로초 중 하나로 간과 위장 질환, 알레르기 치료에 좋다. 심폐 기능을 강화해 주기 때문에 난청, 이명, 어지럼증에 효능이 있다.

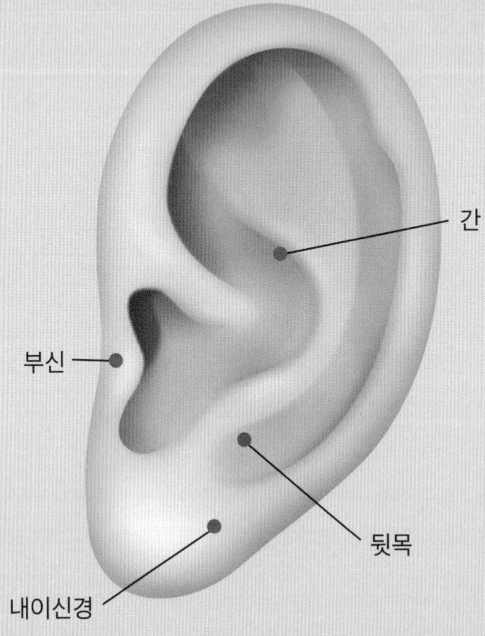

이명

소소한 이야기 #01

신체 건강 챙기듯 정신 건강도 챙기자!

우울, 불안, 공황장애 등 정신 질환은 복합적이어서 어렵다. 문제는 다양한 신체 증상까지 가져온다는 데 있다. 잠을 자기 어렵고, 식욕이 떨어지거나 왕성해지거나, 어지럼증, 소화불량, 숨 차오름 등에서 시작해 결국 만병의 근원이 된다.

한국은 OECD 34개국 중 자살률 1위의 나라다. 그런데 항우울제 소비량은 27위다. 한국인들은 정신과에 편견을 가지고 있다.

"많이 힘들면 정신과에 가 보는 게 어때?"

이런 진심 어린 조언을 '내가 미쳤다고 생각하는구나'라고 받아들인다. 정신 질환은 남녀노소를 가리지 않는다. **마음의 독감과도 같다. 치료하면 나을 수 있지만, 방치하면 만성이 되고 우리 몸 이곳저곳에 건강의 녹이 슨다.**

본인이 스스로 해결하기 벅찬 어려움은 당연히 전문가와 함께 해결하는 것이 좋다. 심각한 상태가 아니더라도 평상시 스트레스를 관리하고, 가벼운 우울과 불면 등이 찾아온다면 상담에 적극적으로 나서는 것도 좋다. 친구나 가족이 아닌 전문가와 상담하는 것은 확실히 도움이 된다.

정신과에 찾아가는 것을 두려워하지 말자. 심리상담을 받는 것도 좋다. 주변에 적극적으로 상황을 알려 도움을 받아야 한다. 정신 질환을 바라보는 시각이 확 바뀌어야 한다.

소소한 이야기 #02

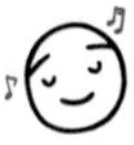

한의원에서의 불면증과 우울증 치료

최근 3~5년 사이에 불면증과 우울증, 공황장애 환자들이 늘었다. 필자의 한의원에도 퀭한 얼굴의 환자들이 찾아와 고민을 털어놓는다. 보통 우울증이 있으면 불면증이 있고, 불면증이 있으면 우울증이 생기기 쉽다.

잠드는 것이 어려운 입면(入眠)과 적절한 시간을 깊게 자지 못하는 증세의 불면증은 스트레스, 불안 장애, 호르몬 변화 등과 관련이 깊다. 단순히 정신적인 문제가 아니라 우리 몸 어딘가에 문제가 있어 나타나는 경우도 많으니 증상이 지속되면 꼭 병원을 찾자.

필자의 한의원에서는 '심비양허', '간양상항', '위중불화', '심담허겁' 등으로 증상을 파악하고 개개인에 맞춰 약재를 처방한다.

심비양허(心脾兩虛)

심장과 비장 모두가 허약해진 상태를 말한다. 생각과 걱정이 많으며 평소 성격이 예민하고 가슴이 두근거리는 증상이 있다. 자려고 누우면 오히려 정신이 맑아지고, 잠에 들기까지 시간이 많이 걸리는 유형이다. 쪽잠, 무기력, 피로, 식욕부진, 좋지 않은 혈색이 특징이다. 인삼과 용골, 모려 등 심장과 비장을 보양함과 동시에 진정 작용을 하는 약재가 좋다.

간양상항(肝陽上亢)

간양(肝陽)이 성하여 위로 오르는 일로 간신음이 부족하여 간의 양기를 제약하지 못하거나 간기가 몰려 화(火)로 변하여 생기는 현상을 말한다.

가슴이 답답하고 쉽게 화를 내며, 격한 감정 기복, 불안, 복부팽만, 눈의 뻑뻑함, 옆구리 통증을 느낀다. 스트레스가 심하면 곳곳에 통증이 오기도 한다. 온몸의 순환을 잘되게 하여 막혀 있는 간의 기운과 울화를 풀어 주는 것이 좋다. 향부자, 치자가 좋다.

위중불화(胃中不和)

평소 소화 장애를 가지고 있는 유형이다. 식적(食積, 240쪽 참조)으로 고생하거나 역류성 식도염 등을 앓는 경우도 있다. 명치 부위의 통증이나 막힌 느낌, 복통, 위산 역류, 트림, 구취, 식욕 부진, 메슥거림 등의 증상이 나타난다.

비위 기능을 보강해 소화 기능을 회복시키는 것이 좋다. 무엇보다 식단 관리가 동시에 들어가야 한다. 식적에 대한 자세한 내용은 소화계를 참조하자.

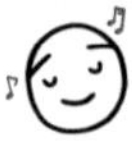

심담허겁(心膽虛怯)

마음이 약하고 겁을 잘 내며 잘 놀란다. 정신적 충격을 겪은 트라우마로 마음이 안정되지 않으며 초조함이 지속되는 유형이다. 작은 소리에도 잘 깨며 꿈을 많이 꾸고, 신경이 매우 예민해진 상태이므로 수면을 길게 유지하기가 쉽지 않다. 신경 과민을 가라앉히는 약재를 처방한다. 평소에 대추를 먹으면 좋다.

호르몬계

갈점
기점
부신
내분비

CHAPT

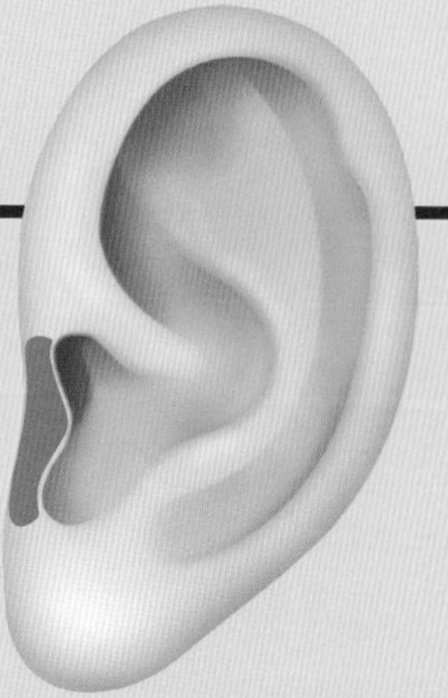

갈점(渴点)과 기점(飢点)은 호르몬과 정신을 담당하는 혈이다. 갈점의 갈(渴)은 갈증과 욕망을 뜻하고, 기점의 기(飢)는 굶주리고 모자란 결핍의 상태를 뜻한다. 우리가 잘 알고 있는 부신은 호르몬 점이다. 내분비 작용을 하는 부신은 좌우 신장 위에 있는 한 쌍의 기관으로 생명 유지에 중요한 내분비선이다.

욕망과 갈증은 뇌에서 온다. 욕망은 호르몬 활동과 밀접한 관계가 있다. 두한족열이라는 말에서 알 수 있듯이 '머리는 시원하고 발이 따뜻하면' 불로장생의 기반이 된다. 현대 의학적으로 보면 호르몬 분비는 원활한 혈액순환과 관계가 있다. 심장에서 가장 먼 부위인 발이 따뜻하면 혈액순환이 잘된다는 것이다. 체온을 조절하는 것은 호르몬의 주요 기능이다. 두한족열만큼 중요한 것은 복온이다. 배는 따뜻할수록 좋다. 호르몬과 면역력의 토대인 복부를 항상 따뜻하게 유지하자.

ER.02

14 금연

담배는 정신적인 습관이다. 담배는 "끊은 것이 아니라 평생 참는 것"이라고 말하는 사람들도 많다. 생각이 잘 안 되거나 고민이 있을 때 습관적으로 니코틴을 필요로 한다.

귀 혈자리 갈점, 기점, 신문, 기관지

좋은 음식과 생활습관

요즘은 국가 차원의 금연 프로젝트가 다양하다. 보건소에서도 시행 중이다. 간절히 금연을 하고 싶은 사람은 금연 담배(비타민 담배 등), 니코틴 패치, 금연 보조제(껌, 사탕 등) 등의 도움을 받으면 좋다.

금연에 좋은 음식이라기보다는 몸 안에 축적된 니코틴을 제거해 주는 음식을 몇 가지 추천한다. 카테킨 성분은 니코틴과 결합하여 몸 밖으로 배출시킨다. 우리가 잘 알고 있는 브로콜리, 녹차, 보이차, 달래가 좋으며, 복숭아의 구연산, 사과산, 주석산 성분들이 니코틴의 대사산물인 코티닌을 배출한다. 폐와 혈액을 해독하는 데 도움이 되는 음식도 먹자. 파래, 케일, 도라지, 레드비트, 생강, 꿀 등을 꾸준히 섭취하자.

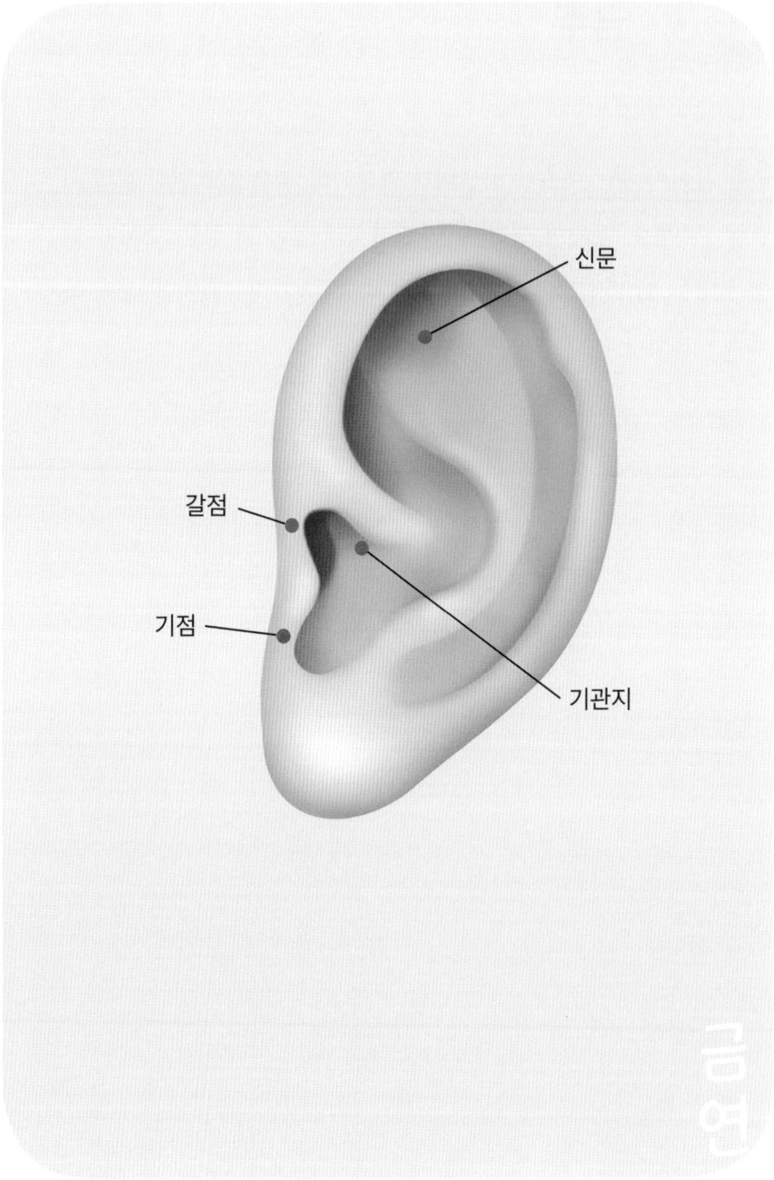
신문
갈점
기점
기관지
금연

15 금주

술을 끊어야 하는 이유는 사람마다 다양하다. 과음으로 인한 질병(지방간, 고지혈증, 통풍)이 생긴 경우, 지나치게 살이 찐 경우, 주사가 안 좋은 경우, 술 마실 돈을 아껴야 하는 경우 등 가지각색이다. 술은 문제를 일으킨 순간 그만 마시는 것이 맞다.

귀 혈자리	갈점, 기점, 신문, 간

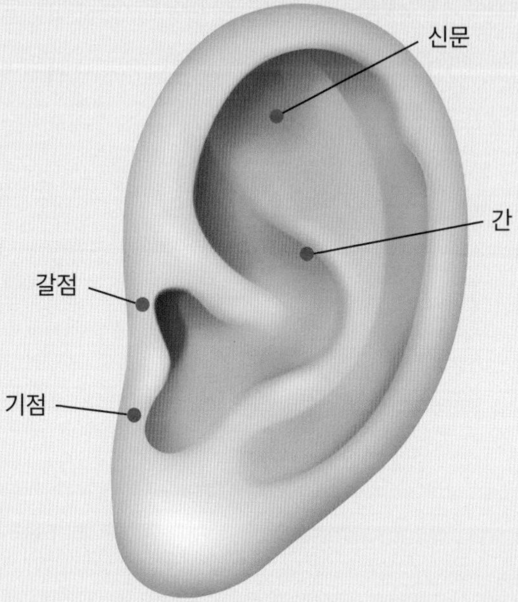
신문
간
갈점
기점

16 금식

다이어트는 기본적으로 위장이 작아지게 하는 것이 중요하다. 위장이 작아진다는 것은 위장이 좋아진다는 것이다. 많이 먹는 사람의 위장은 좋은 것이 아니라 늘어나 있거나, 강제로 밀어내며 소화를 시키는 것이다. 건강하게 소식하는 위장이 좋다.

귀 혈자리	갈점, 기점, 신문, 위장

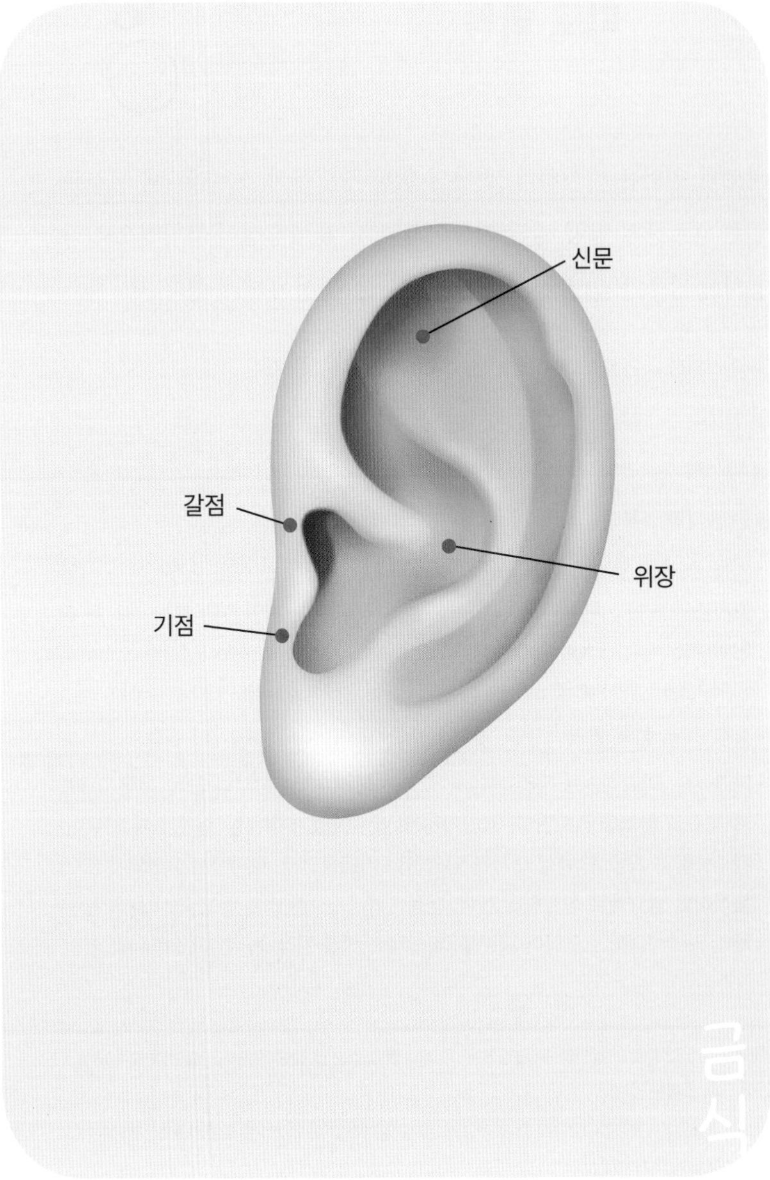
신문
갈점
위장
기점
금식

17 피로 회복

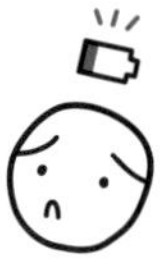

피로의 원인은 다양하다. 필자의 임상 경험에선 스트레스와 과로로 인한 호르몬의 영향, 장의 기능이 떨어져 있는 증상이 복합적으로 작용하는 경우가 많다. 피로는 잘 알고 있듯 만성이 되기 쉽다.

증상 키워드	스트레스, 피로, 심신 쇠약, 간과 눈 기능 저하
귀 혈자리	부신, 뒷목[*], 눈[**], 간, 신문
귀 마사지	귀 구기기, 귀 마구 구기기

좋은 음식과 생활습관

- 녹용: 녹용은 양기의 대표 보양식이다. 녹용의 대표적인 성분 중 강글리오시드(Ganglioside)는 노폐물과 콜레스테롤 지방을 배출하는 복합 방어 성분이다. 뇌 질환을 예방하고 근골을 단단하게 하며, 계절을 타지 않는 자양강장의 원천이다. 기허 체질에 특히 좋고, 만성피로, 산후 회복, 면역력 증진 등에 효능이 있다.
- 홍삼: 피로 회복, 면역력 증진, 혈행 개선 등, 남녀노소 누구에게나 좋다.
- 마그네슘: 마그네슘은 우리 몸에서 57%는 뼈, 40%는 장부와 근육, 나머지 3%가 세포와 혈액에 존재한다. 300가지가 넘는 효소가 작용할 수 있도록 도우며, 탄수화물과 지방, 단백질 대사를 담당하는 미네랄이다. 체내에서 생성되지 않아 음식이나 영양제로 섭취해야 한다. 운동 부족, 과도한 스트레스, 과로 등의 경우 체내 마그네슘이 소모되어 피로를 더 쉽게 느끼게 된다. 녹색잎채소(미나리, 케일,

*뒷목에는 온갖 피로가 쌓인다. 어깨에 곰 두 마리가 앉아 있는 것 같은 기분도 사실은 뒷목에 문제가 있어 그리 느끼는 것이다.

**피로, 숙취 등은 독소다. 연관이 없을 것 같은 눈을 자극하고 마사지하면 독소가 빠져 개운해진다. 눈을 따뜻하게 마사지해 보자.

시금치, 바질 등), 씨앗(호박씨, 해바라기씨), 견과류(브라질너트, 피칸, 캐슈너트, 아몬드)에 많이 포함되어 있다.

- 노니: 신이 주신 선물이라고 불린다. 혈압 안정, 통증 억제, 염증 완화, 피부 미용, 노화 방지는 물론 당뇨와 피로 회복에도 도움이 된다. 아미노산, 비타민, 미네랄, 폴리페놀이 함유된 슈퍼 푸드다. 징그럽게 생긴 외관과 역한 특유의 냄새 때문에 주스로 먹는 것이 편하다.

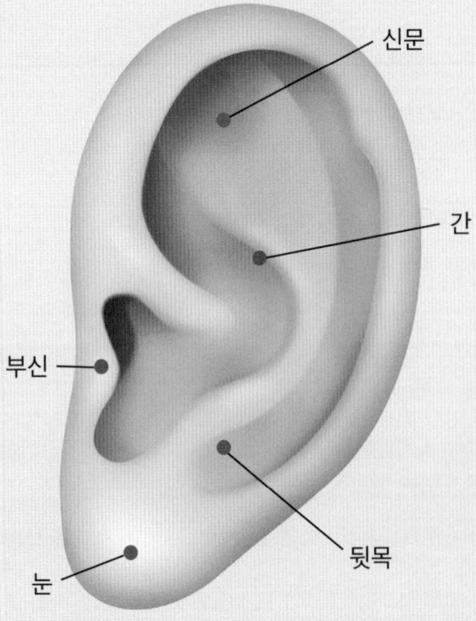

18 냉증(냉대하)

냉대하는 대장의 기능 저하와 함께 많이 발생한다. 임신 중 호르몬의 영향, 세균 감염, 극심한 스트레스, 면역력 저하 등이 원인인 경우도 있다. 냉 자체는 유해균으로부터 몸을 보호하기 위한 자연스러운 현상이지만 악취, 가려움증이 지속되면 외음부 염증, 질염, 방광염 등으로 증상이 악화될 수 있다.

증상 키워드	스트레스, 대장 기능 저하, 면역력 저하
귀 혈자리	부신, 내분비, 자궁, 질, 대장
귀 마사지	중간 귓바퀴 잡아 펴기

좋은 음식과 생활습관

- 녹용: 혈행을 개선하고 기력을 보강한다. 면역력 증진에도 좋다. 체온을 일정하게 유지시켜 여성들에게 특히 좋다.
- 홍삼: 대한민국 국민이 가장 좋아하는 보양식인 홍삼은 피로 회복, 면역력 증진, 혈행개선 등에 도움이 된다.
- 유근피(楡白皮, 느릅나무 줄기나 뿌리껍질): 소화 기능 개선, 만성 위염, 여성의 아랫배 통증, 수족 냉증, 생리 불순, 냉대하에 효능이 있다.
- 당귀, 백작약 뿌리: 자궁의 어혈을 없애고, 부족한 혈액을 보충하며 혈액순환을 촉진한다.
- 유산균: 장내 유익균을 관리함으로써 계절성 알레르기, 천식, 피부 가려움증에 효능이 있다. 습관처럼 먹는 게 좋으며, 프로바이오틱스 성분 중 락토바실러스(Lactobacillus)와 비피더스박테리아(Bifidobacteria)가 포함되어 있는지 확인하자.

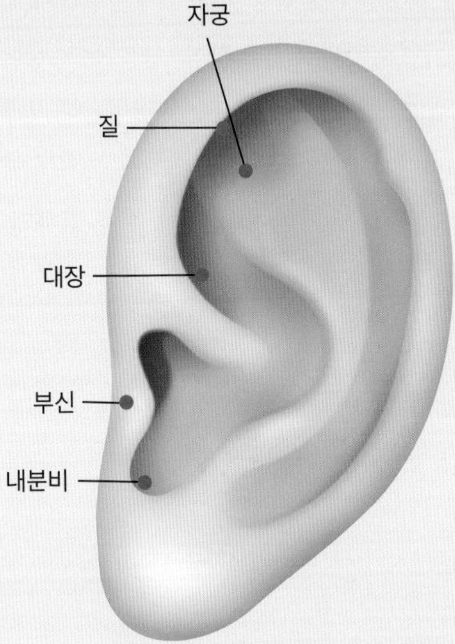
자궁
질
대장
부신
내분비

19 수족 냉증

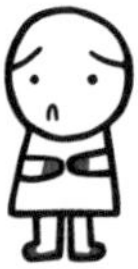

위장 장애, 빈혈, 저혈압, 자율신경 이상, 호르몬 불균형, 대사 불균형 등의 원인으로 남녀를 가리지 않고 많이 나타나는 증상이다. 한의학에서는 '비주사말(脾主四末)'이라고 하여 비장이 손과 발을 담당한다고 본다. 소화기가 약한 경우 수족 냉증이 나타나기 쉬우며, 근육량과 운동량이 부족한 경우도 그렇다. 만성 장염, 변비, 설사 등 소화기 장애를 호소하는 사람들의 손발은 차다.

증상 키워드	스트레스, 위장 기능 장애, 갑상선 기능 이상
귀 혈자리	부신, 내분비, 갑상선 1, 갑상선 2
귀 마사지	중간 귓바퀴 잡아 펴기

좋은 음식과 생활습관

- 녹용: 혈행을 개선하고 기력을 보강한다. 면역력 증진에도 좋다. 체온을 일정하게 유지시켜 여성들에게 특히 좋다.
- 홍삼: 피로 회복, 면역력 증진, 혈행개선 등에 도움이 된다.
- 익모초: 뭉친 혈을 풀고, 혈액순환을 돕는다. 자궁의 수축력을 높여 주고 불임증을 비롯한 각종 부인과 질환에 효과적인 약재다.
- 생강+꿀, 모과+꿀: 따뜻한 성질의 생강과 모과를 따뜻한 물에 꿀과 함께 넣어 마시자. 혈액순환 개선은 물론 항염, 면역력 강화, 비타민 보충 등에 좋다.
- 요오드: 수족 냉증은 체내 발열 호르몬이 약한 경우, 요오드가 부족한 경우에 나타난다. 갑상선은 몸의 자동 온도장치다. 갑상선 질환으로 나타나는 수족 냉증에 좋다.

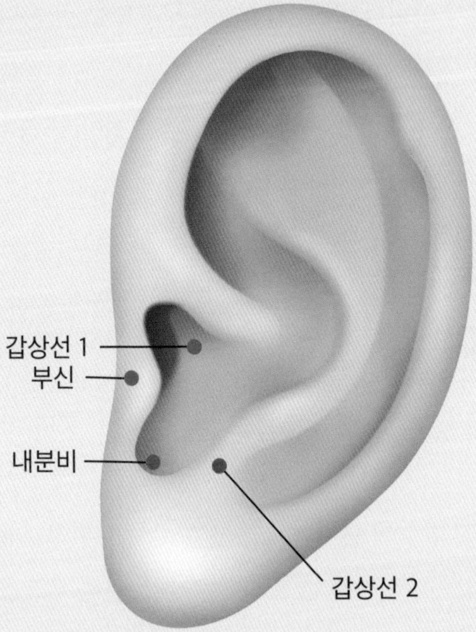
갑상선 1
부신
내분비
갑상선 2

정력 부진

쉽게 남성 정력만을 생각하지만, 40대에 접어들면 남녀 모두 호르몬이 감소하며 정력 부진이 온다. 정력 부진과 정력 저하는 성 기능/성생활만의 문제가 아니다. 활력 감소, 쇠약, 우울증, 무기력, 만성피로 등을 가져온다. 음정(陰精)과 양기(陽氣)를 보강하고 스트레스, 불규칙한 생활, 호르몬 부족으로 인해 허해진 간과 신장 등 장부의 기운을 보강해 주는 것이 좋다.

20 여성 정력

여성들은 갱년기 증상이 나타나면서 함께 성욕 감퇴 및 피로, 정력 약화도 시작된다. 호르몬 부족, 스트레스 등으로 인한 우울감을 동반하는 경우 역시 많다.

귀 혈자리	부신, 골반, 허리, 신문
귀 마사지	귀 걸어 당기기

좋은 음식과 생활습관

당귀, 백작약, 홍삼, 녹용, 복령 등이 좋다.

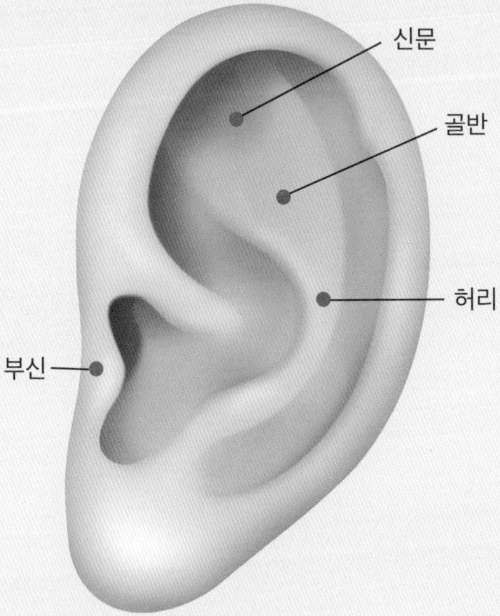

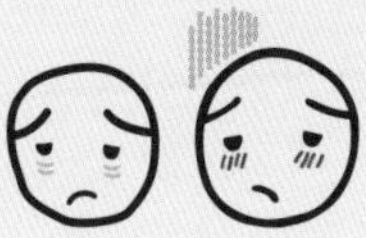

여성 정력

21 남성 정력

남성들의 갱년기는 전립선에서 시작한다고 해도 과언이 아니다. 노화로 인한 호르몬 부족, 스트레스와 과로 등으로 인한 호르몬 불균형이 가져오는 컨디션 저하도 원인이다.

귀 혈자리	전립선, 부신, 골반, 간
귀 마사지	귀 걸어 당기기

좋은 음식과 생활습관

둥굴레, 쏘팔메토 열매 추출물, 마카, 비수리(야관문), 녹용, 아연, 옥사코사놀이 좋다.

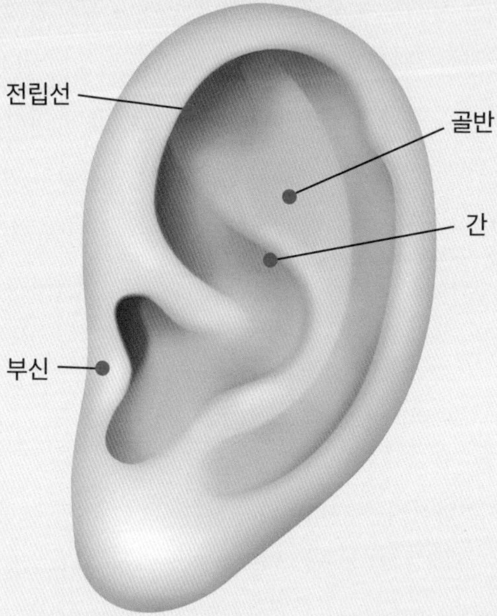
전립선
골반
간
부신

22 갑상선 질환(갑상샘)

우리 몸에서 가장 큰 내분비선으로 목의 가운데에서 앞으로 튀어나온 연골 아래쪽 기도의 주위를 감싸고 있다. 문제가 없을 땐 만져지지 않지만 이상이 생기면 커진다. 아이오딘을 이용해 갑상선호르몬을 생성한 후 체내로 분비하여 모든 기관의 기능을 유지하는 역할을 하며 기능항진증, 기능저하증, 갑상선 결절 등의 질환이 나타난다. 갑상선암은 최근 5년간 위암과 함께 가장 많이 환자가 늘었다. 암 유전적 요인과 더불어 환경적 요인이 원인이며 주기적인 갑상선호르몬 검사가 필요하다.

기능저하증: 갑상선호르몬이 표준보다 적게 분비되어 우리 몸의 대사 속도를 저하시키는 질병이다. 추위를 많이 타고, 감정기복이 심해지며, 체중 증가, 피부 윤기 부족 등의 증상이 나타난다. 여성의 갱년기 증상과 비슷해 간과하고 넘어가기 쉬우니 주의하자.

기능항진증: 갑상선호르몬이 표준보다 많이 분비되어 갑상선중독증상이 나타나는 질병이다. 만성피로감, 체중 감소, 맥박의 증가, 다한, 불면증, 안구 돌출 등의 증상이 나타난다.

귀 혈자리	부신, 갑상선 1, 갑상선 2
귀 마사지	중간 귓바퀴 잡아 펴기

좋은 음식과 생활습관

- 복숭아: 체내 노폐물 배출과 갑상선 기능 회복을 돕는다.

브라질너트, 마카다미아, 카카오닙스 등 셀레늄이 풍부한 견과류를 먹자. 무기질 보충과 갑상선 염증 완화에 도움이 된다.

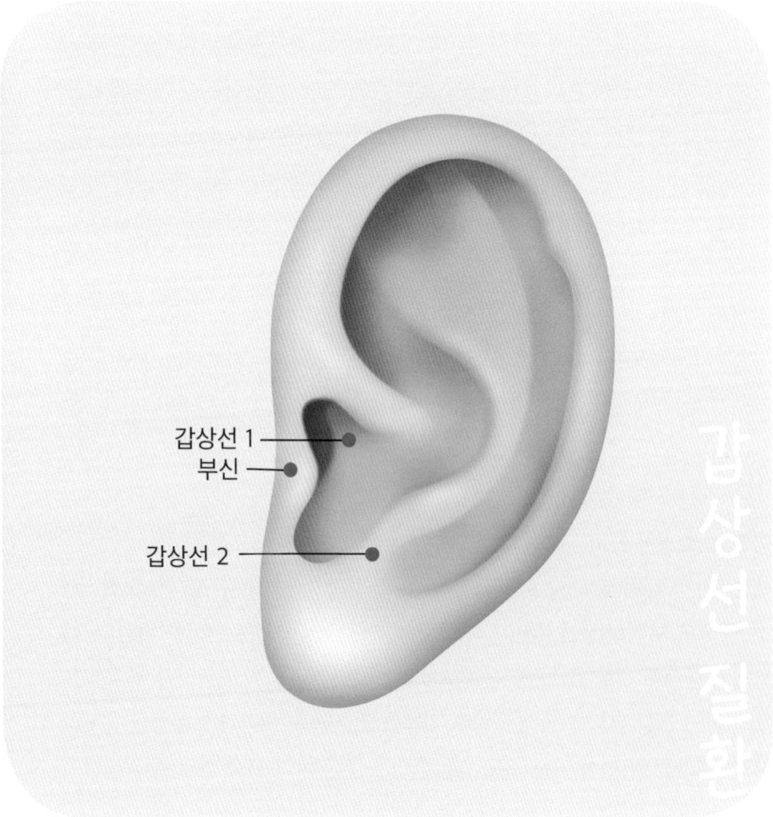

소소한 이야기 #03

호르몬은 에너지 파수꾼

호르몬은 우리 몸속에서 분비되는 약 3,000종의 화학물질로 혈액을 통해 세포와 장기에 자극을 준다. 성장 발달 호르몬, 신진대사 호르몬, 성 기능 호르몬, 재생 호르몬, 행복 호르몬 등 일반적인 호르몬 종류만 해도 다양하다. 시상하부, 뇌하수체, 갑상선, 부신, 간, 이자, 콩팥, 생식계 등 많은 장기에서 호르몬을 분비한다. 호르몬계에서 네 가지 혈자리(갈점, 기점, 부신, 내분비)를 알아보자.

갈점과 기점

갈점은 무언가에 대한 욕구와 욕망, 갈증을 억제해 주는 혈자리다. 기점은 굶주릴 기(飢)라는 글자에서 볼 수 있듯 다이어트, 금연, 금주 등의 욕망과 욕구를 제어하는 혈자리다.

내분비: 호르몬 분비

내분비는 시상하부, 뇌하수체, 갑상선, 흉선, 췌장, 부신, 이자, 생식선(정소와 난소) 등에서 분비하는 호르몬이 직접 혈액 속으로 분비되는 현상을 말한다. 내분비가 중요한 것은 호르몬이 '생명의 메신저' 역할을 하기 때문이다. 호르몬은 우리 몸의 건강 유지를 위해 다양한 기능을 조절한다. 생명과 활동성을 유지하고 성장과 성숙, 생식 기능 등을 담당한다. 뇌하수체의 생장 호르몬, 갑상선의

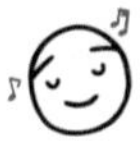

대사작용호르몬, 흉선의 림프구, 부신의 아드레날린, 이자의 혈당을 조절하는 인슐린과 글루카곤, 정소의 안드로겐과 난소의 에스트로겐 등 현대인들은 이미 호르몬의 종류와 역할에 어느 정도 익숙하다. 당뇨, 고지혈증, 갑상선 질환, 다낭성 난소증후군, 알레르기성 피부염 등 현대인이 앓고 있는 질병의 다수가 내분비 호르몬과 깊은 연관이 있다.

부신: 스테로이드호르몬

부신은 사람의 좌우 신장 위에 있는 한 쌍의 내분비 기관으로 생명 유지에 중요한 호르몬을 생성한다. 내분비에서 부신을 따로 빼서 강조하는 이유는 스트레스와 호르몬 이상으로 오는 증상이 나날이 증가하고 있기 때문이다. 부신피질(副腎皮質)은 부신의 바깥을 둘러싸는 조직으로 각각 다른 호르몬을 분비하지만 공통적으로는 스테로이드호르몬을 분비한다. 부신피질 호르몬은 스트레스 호르몬으로 불리며 외부의 스트레스에 대항하여 간, 근육, 지방 세포에 에너지를 공급하게 하는 신호를 전달하는 코르티솔, 나트륨과 물의 재흡수를 조절한다. 만성피로, 식욕 부진, 무기력, 메스꺼움 등의 증상이 지속되면 부신의 기능 저하를 의심해 볼 수 있다.

현대인의 질병은 호르몬이 좌우한다고 해도 과언이 아니다. 요즘 우스갯소리로 "나는 호르몬의 노예야"라고 많이 말하는데, 사실 맞는 이야기다. 우리가 알고 있는 갑상선 역시 체온을 유지하고 우리 몸의 대사균형을 조절한다. 부신은 신장에 있는 작은 기관으로 스트레스로부터 우리 몸을 방어하는 호르몬을 분비한다. 부신호르몬의 균형이 깨지면 혈당을 조절할 수 없고 성호르몬 분비가 감소하며 독소나 염증을 유발해 만성피로를 느끼게 한다. 생리 전에 여드름이 나는 것도, 갱년기 여성들의 몸이 붓고 우울증이 오기 쉬운 것도 다 호르몬의 균형이 깨져서 나타나는 현상이라고 보면 된다.

호르몬 균형을 맞추기 위해서는 세 가지를 기억하자.

첫째는 **운동**이다. 성장호르몬의 분비가 줄어들수록 노화가 시작되고, 전신 대사 활동이 줄며, 세포 재생이 더뎌진다. 그렇기 때문에 20대와 40대의 성장호르몬 분비량은 두 배 가까이 차이가 난다. 또한 나이가 들수록 하체 운동을 꾸준히 하는 것이 중요하다. 자신에게 적당한 운동 강도는 심장 박동수가 평소보다 약간 빠르고, 숨이 조금 차며, 땀이 맺히는 정도다.

둘째, **GI지수**를 확인하고 음식을 먹자. 칼로리를 챙기는 사람은 많지만 GI지수를 따지는 사람은 아직 그렇게 많지 않다. GI지수란 Glycemic Index로 당지수를 나타낸다. 같은 칼로리의 음식이라고 해도 GI지수가 높은 음식을 먹으면 혈당이 급격히 올라간다. 당뇨가 없어도 GI지수를 따져 5대 영양소를 골고루 먹고, 당과 지방 섭취를 줄이면 확실히 더 행복하고 건강해질 수 있다.

셋째, 면역 호르몬인 **멜라토닌**을 관리하자. 쉽게 감기에 걸리고, 걸린 감기가 쉬 낫지 않으며, 장염이 자주 생기고, 피부 트러블이 심한 사람들은 면역력이 저하되어 있는 경우가 대부분이다. 멜라토닌은 면역 세포를 활성화시키고, 해로운 지방을 몸에 쌓아 두지 않는다. 멜라토닌이 정상적으로 분비되도록 하기 위해서는 밤에는 불을 끄고, 스마트폰 등 전자기기 화면에서 나오는 블루 라이트를 멀리하자. 또한 야식은 줄이고 가까운 거리는 걷고, 햇빛 아래에서 산책, 혹은 운동을 하자. 햇빛 산책을 하면 멜라토닌은 물론 행복 호르몬이라 불리는 세로토닌도 함께 분비된다. 아침에 일어나자마자 햇빛을 차단하고 있던 커튼을 과감하게 젖히고 새로운 기분으로 하루를 시작해 보자.

소소한 이야기 #04

짜증도 병이다

건강검진을 받아도 특별한 이상이 없고, 병원에 가도 특별한 병명이 나오지 않지만 작은 일에도 쉽게 화가 나고 모든 일에 부정적인 생각이 앞선다. 이유 없이 피곤하고 자꾸 눕고만 싶다. 아무리 잠을 자도 피곤이 풀릴 기미가 없다. 또한 신경이 날카로워지고 소리나 냄새에 매우 민감해진다. 불면증과 우울감이 나타난다.

이는 타고난 성격이 나쁜 것이 아니라 기(氣)가 고갈되어 나타나는 현상이다. 기운차고 활력이 넘칠 때에는 그냥 지나칠 수 있던 일이 기가 고갈된 상태에서는 짜증과 시비로 이어지기 쉽다.

한의학에는 정기신(精氣神)이라는 원리가 있다. 정(精)은 욕망, 기(氣)는 감정, 신(神)은 정신이다. 《동의보감(東醫寶鑑)》의 구성체계이기도 하다. 세 가지 기운이 고갈되면 휴대폰이 배터리가 방전된 듯 무기력해지고 짜증이 솟구친다.

짜증은 질병이다.

정신은 두뇌에서, 감정은 가슴에서, 욕망은 배꼽에서 활동한다. 두뇌의 정신 고갈에는 향이 있는 약재가 좋다. 침향은 강기온중(降氣溫中), 즉 기를 내리고 속을 따뜻하게 해 준다. 침향의 향을 맡는 것만으로도 아로마 테라피처럼 진정 효과를 볼 수 있다. 국화차는 명목청열(明目淸熱), 눈을 밝게 하고 열을 식힌다.

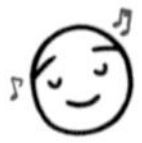

마음을 안정시키고 몸의 긴장을 풀어 주어 불면증을 완화시켜 준다.

기가 고갈되면 녹용과 홍삼이 좋다. 또한 심폐 기능을 강화하는 유산소운동이 효과가 있다. 코로만 호흡하지 말고 복부를 모두 사용하여 몸 안의 노폐물을 뱉어 낸다는 생각으로 복식 호흡도 해 보자.

호르몬이 저하되어 나타나는 무기력, 정력 부진, 불면, 우울감 등에는 배를 따뜻하게 마사지하는 것이 좋다. 남자에게는 마카가 좋고, 여자에게는 녹용이 좋다. 복분자, 레드비트, 아로니아, 블루베리, 체리 등은 항산화 물질이 풍부해 노화 예방과 호르몬 체계 정상화에 효과적이다.

알레르기계

귓바퀴 상부

CHAPT

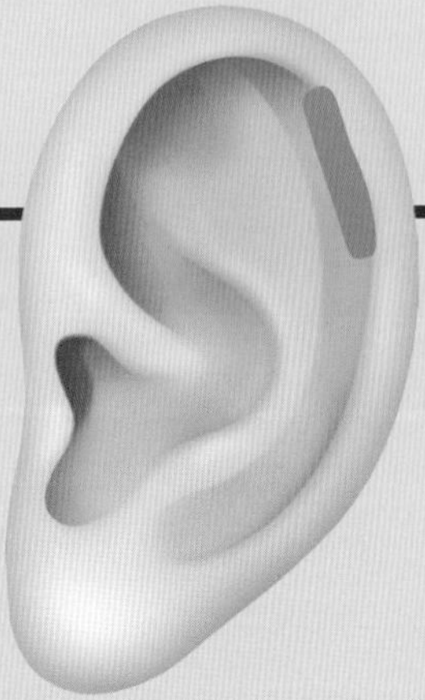

알레르기는 여러모로 참 힘들다. 쉽게 낫지 않을뿐더러, 환경 요인으로 발병하면 어떻게 막을 방법이 없기 때문이다. 흔히 면역력이 저하되면서만 알레르기가 생긴다고 생각하기 쉽지만, 실은 그 반대다. 아토피, 알레르기성비염, 천식, 두드러기 등은 면역 과잉에서 온다.

E R . 0 3

23 알레르기

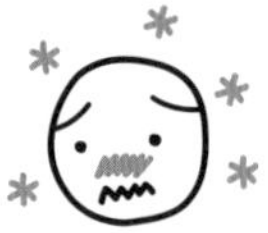

비염, 안과 질환, 피부염 등을 유발하는데 증세가 만성적이고 잘 낫지 않는다. 개인적인 임상 경험에서 보면 알레르기는 간, 위, 폐의 기능이 동시에 저하되어 나타나는 경우가 많다.

증상 키워드	생활 통증, 만성 통증, 면역 과잉, 간담계+심폐계+소화계
귀 혈자리	알레르기, 부신, 간, 폐, 위장
귀 마사지	상단 귓바퀴 잡아 펴기

좋은 음식과 생활습관

- 유산균: 장내 유해균수를 줄이고 유익균을 증식시키면 계절성 알레르기, 천식, 피부 가려움증에 효능이 있다. 꾸준히 습관처럼 먹는 게 좋으며, 프로바이오틱스 성분 중 락토바실러스와 비피더스박테리아가 포함되어 있는지 확인하자.
- 생강: 생강의 알싸한 맛을 내는 진저롤과 쇼가올 성분은 병원성 균에 대한 살균 작용을 하며 혈액순환을 원활하게 한다. 몸을 따뜻하게 하고 면역 체계를 정상화하는 데 도움을 준다.
- 맥문동: 기관지 알레르기가 자주 나타나는 사람이 먹으면 좋다. 가래를 삭히고 염증을 완화한다.
- 갈근(칡): 코 점막 진액을 보충하여 외부 유해물질을 막고, 피로 회복에 도움을 준다.
- 숙지황: 자양강장, 항알레르기, 말초 혈관 순환 개선에 탁월한 효능을 지녔다.

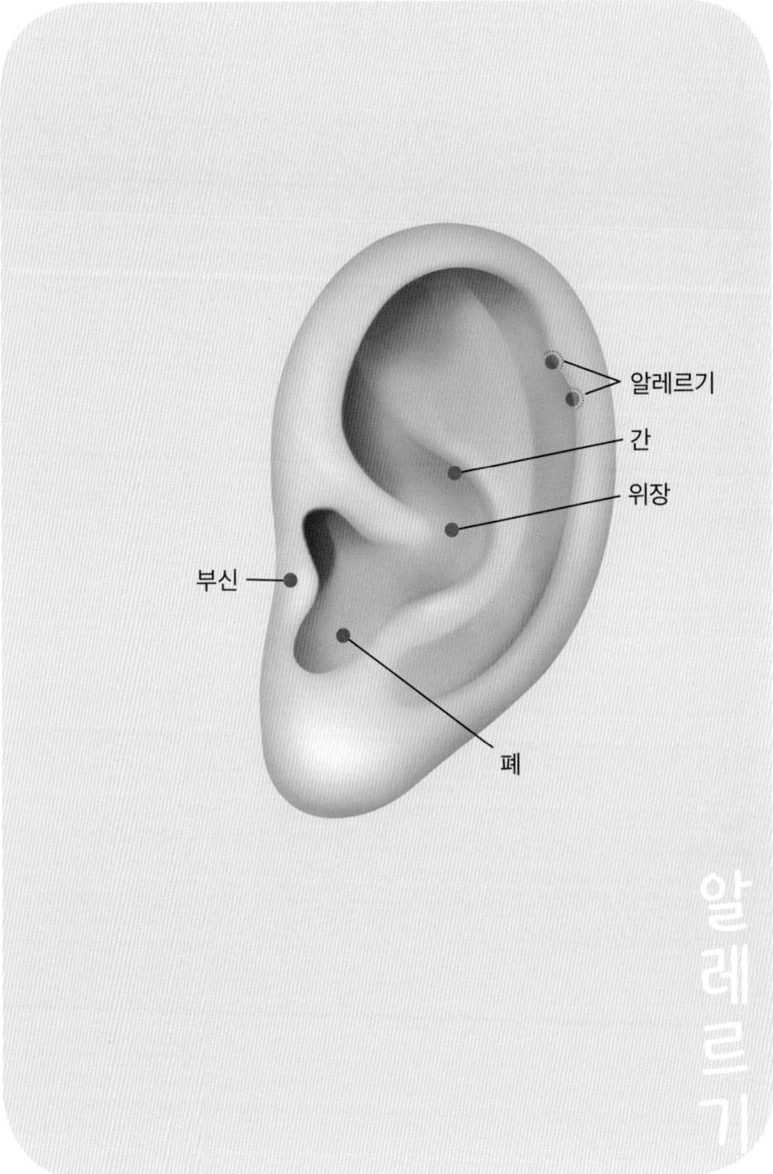
알레르기
간
위장
부신
폐
알레르기

24 비염/코막힘/콧물

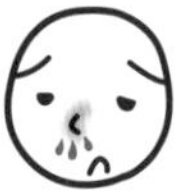

알레르기 비염은 특정 항원에 반응하여 나타난다. 전염성은 없다. 2주 이상 지속되고 꽃가루 등의 항원을 피할 수 없는 경우라면 그 이상 지속될 수도 있다. 환절기에 감기와 유사한 발작성 재채기, 콧물, 가려움증 등이 대표적 증상이다. 뒷목이 굳은 사람은 구조상 코가 잘 막힌다.

증상 키워드	생활 통증, 만성 통증, 면역 과잉
귀 혈자리	코, 뒷목, 안면, 기관지, 알레르기
귀 마사지	상단 귓바퀴 잡아 펴기

좋은 음식과 생활습관

- 유근피: 유근피의 피토스테롤이라는 항산화 성분은 비염과 천식, 콧물 등 각종 알레르기 반응을 진정시키는 데 효능이 있다. 소염 작용을 하기도 한다.
- 어성초: 천식, 기침, 알레르기 증상을 완화하며 열을 내리고 부기를 가라앉힌다.
- 도라지: 비타민 , 무기질, 사포닌, 이눌린 성분이 풍부해 만성 호흡기 질환과 비염에 좋다.
- 목단피(모란꽃 뿌리껍질): 항균·소염 작용은 물론 면역 체계를 정상화하며, 알레르기성 비염에 효능이 있다.

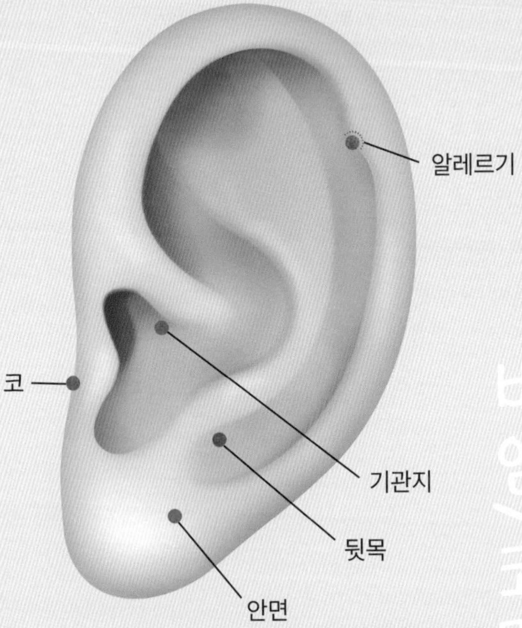
알레르기
코
기관지
뒷목
안면

25 천식

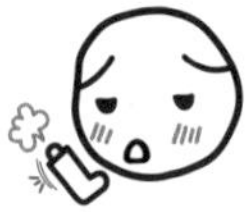

간헐적으로 숨이 가쁘고 헐떡이며 기침을 하는 증상이다. 호흡 곤란 등이 올 수 있으며 기관지염과 함께 나타나는 경우가 많다. 오랜 기간 천식을 앓게 되면 위장 기능 역시 저하된다.

증상 키워드	만성 통증, 면역 과잉, 면역력 저하, 폐 질환
귀 혈자리	알레르기, 부신, 폐, 기관지

좋은 음식과 생활습관

- 유근피: 소화 기능 개선뿐만 아니라 만성 위염, 여성의 아랫배 통증, 수족 냉증, 생리 불순, 냉대하에 효능이 있다. 유근피의 피토스테롤이라는 항산화 성분은 비염과 천식, 콧물 등 각종 알레르기 반응을 진정시키는 데 효능이 있다.
- 어성초: 열을 내리고 맑게 하는 해독 작용을 한다. 염증 제거에 효과적이고 장염, 감기, 바이러스 등에 면역 효과가 있다. 차로 마시면 좋다.
- 도라지: 비타민 , 무기질, 사포닌, 이눌린 성분이 풍부해 만성 호흡기 질환과 비염에 좋다.

폐 건강에 좋은 오미자, 인삼, 호두를 먹어 보자. 기침을 줄이고 가래를 제거하는 데 좋다.

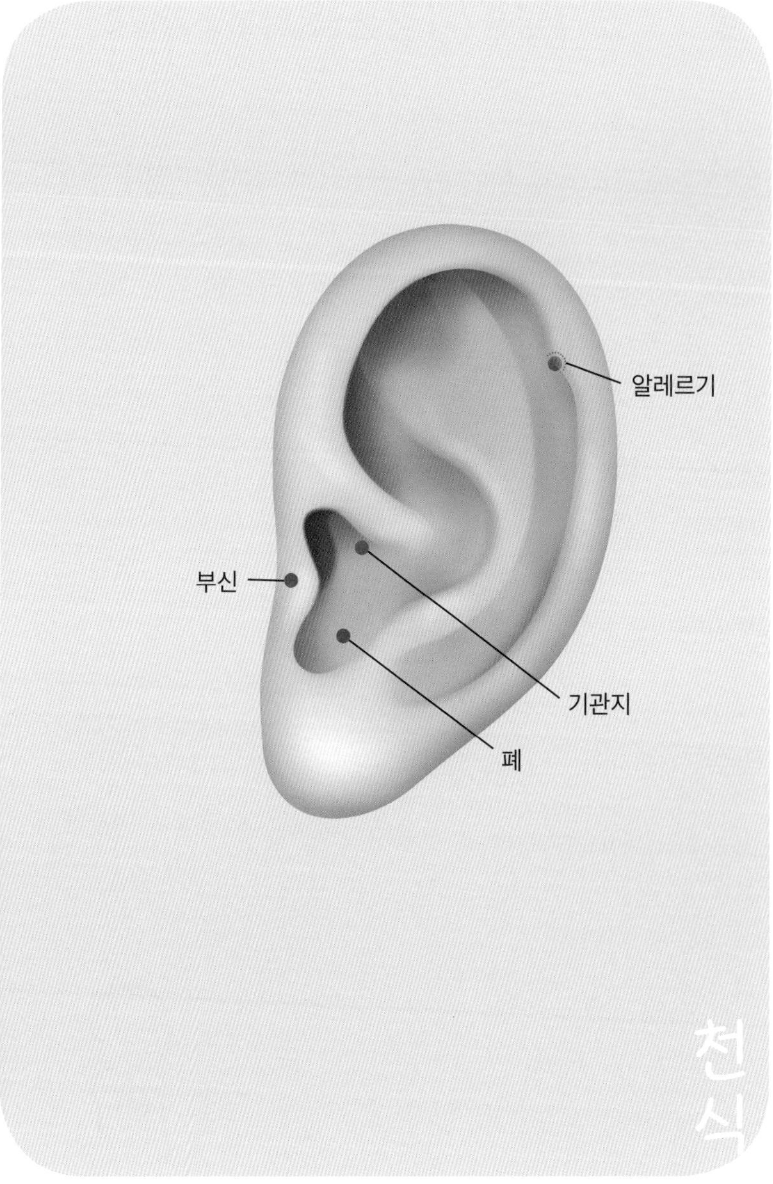
알레르기
부신
기관지
폐
천식

26 간지럼증/가려움증(피부소양증)

폐가 좋지 않으면 피부 간지러움과 가려움증이 나타날 수 있다. 앓고 있는 증상에 의해 간지럼증이 나타나는 경우 해당 병원의 치료를 병행한다. 한의원에서는 몸속의 열을 내리고 독소를 배출하는 처방을 한다. 임산부들에게 나타나는 피부소양증은 주로 호르몬 변화로 인해 생긴다. 무조건 참지 말고 병원에 가서 진료를 받자.

증상 키워드	생활 통증, 면역 과잉
귀 혈자리	알레르기, 간, 부신, 내분비
귀 마사지	상단 귓바퀴 잡아 펴기

좋은 음식과 생활습관

- 유산균: 장내 유익균을 관리하자. 꾸준히 먹으면 계절성 알레르기, 천식, 피부 가려움증에 효능이 있다.
- 알로에: 진정 작용을 한다. 알로에는 바르는 것으로 많이 접하고 있지만 껍질째 먹거나 환과 가루 타입으로 복용해도 좋다. 열을 내리고 상처를 치유하는 등 다양한 효능을 가지고 있다. 시판되는 알로에겔 제품도 좋다.

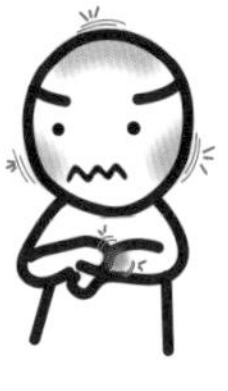

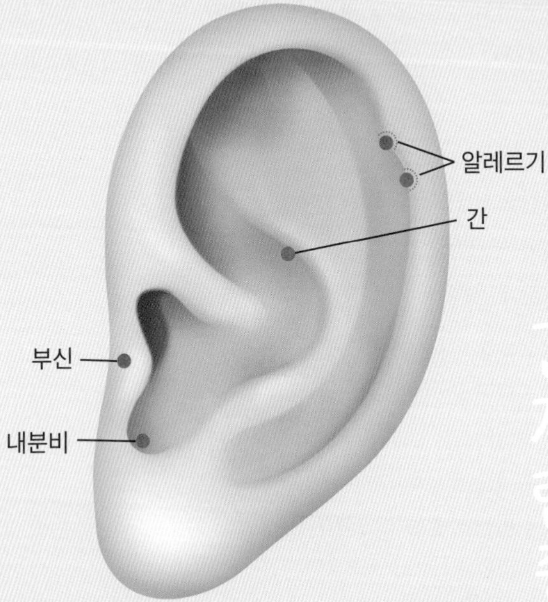
알레르기
간
부신
내분비

27 아토피

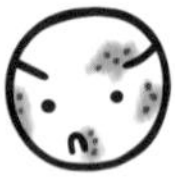

어린아이들에게 주로 발병하지만, 성인 아토피 환자도 흔하다. 환경, 유전, 면역학적 이상 등의 요인이 있다. 천식, 알레르기 비염 등과 함께 나타나는 경우도 많다. 식습관을 개선하며 치료를 병행하는 것이 좋다.

증상 키워드	생활 통증, 만성 통증, 면역 과잉
귀 혈자리	알레르기, 부신, 간, 소장

좋은 음식과 생활습관

- 아로니아: 폴리페놀과 안토시아닌 성분이 활성산소와 체내 독소 제거를 돕고 피부 면역 체계 정상화에 도움을 준다.
- 율무: 항알레르기 효과가 뛰어나고, 체내 열을 내려 준다. 간지러움이 심한 부위에 직접 팩을 해도 좋다.
- 우엉: 식이섬유, 칼륨, 마그네슘이 풍부한 우엉은 찬 성질로 열을 내려 주고 염증을 제거하며, 독소 배출에도 좋다.
- 노니: 폴리페놀 함량이 토마토의 140배에 이른다. 체내 활성산소 제거를 돕고 독소를 배출하는 효과가 있다. 혈관 질환과 피부 질환에 두루두루 좋다.

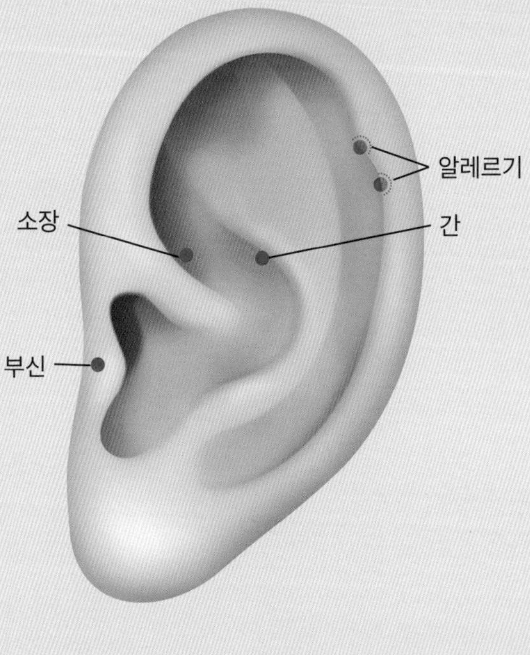

아
토
피

소소한 이야기 #05

비염과 어성초

비염이 있는 사람은 코로 숨을 쉬지 못해 뇌 기능이 저하되고 만성 두통에 시달리기 쉽다. 그 때문에 피로감도 쉽게 느낀다. 알레르기성비염은 환절기에 증상이 악화되며 맑은 콧물과 재채기, 다크서클, 만성피로가 특징이다. 만성 비염은 콧물, 코막힘, 재채기 증상이 심하며 뒷목이 굳어 있다.

필자는 어린 시절부터 비염으로 매우 고생했다. 한의사가 된 계기도 비염으로 고생하다 이 문제를 해결하고 싶어서였다. 그런 필자가 꾸준히 먹는 한약재가 있다. 바로 어성초(魚腥草)다. 잎을 만지면 생선처럼 비릿한 향이 난다고 해서 이런 이름이 붙은 약초다.

《본초강목(本草綱目)》에 어성초는 열독(熱毒)과 부스럼을 없애며 치질과 탈항, 학질을 치료하고 광물성 약재의 복용으로 인한 피부 질환에 좋다고 기록되어 있다. 요도염, 독창, 이질, 방광염, 수종(부기), 습열(濕熱) 설사, 습진, 열창, 폐암, 폐렴 등에 효과가 있으며 풍열해수(風熱咳嗽)의 기능도 한다.

어성초는 쉽게 정리하면 청열해독(清熱解毒)이다. 즉 열을 내리고 맑게 하며 해독 작용을 한다는 것이다. 염증을 제거하고 코와 목을 뻥 뚫리게 하며, 장염·감기·바이러스 등에 면역 효과가 있다. 물 1.2L와 어성초 10g을 30분 동안 끓여서 1.0L로 만들어 차처럼 마시면 좋다. 어성초와 함께 먹으면 효과적인 한약재들을 알아보자.

어성초+유근피　코막힘, 콧물, 재채기에 좋다. 필자가 한의원에서 처방하는 비염 치료제 통비탕의 주원료들이기도 하다. 어성초 10g+유근피 10g을 물 1.2L에 넣고 끓여 차로 만들어 마시면 좋다. 기호에 따라 양을 20~30g으로 늘려도 좋다. 어성초와 유근피의 비율은 1 : 1이므로 먹어 보고 괜찮다면 양을 많이 만들어 놓아도 좋다.

어성초+녹용　녹용은 피를 보충해 주고 호르몬을 돌게 하기 때문에 허약 체질에 좋다. 어성초는 해독과 소염에 좋다. 그렇기 때문에 녹용과 어성초를 함께 먹으면 녹용의 자양강장과 면역력 증진, 어성초의 해독과 소염 효능을 동시에 느낄 수 있어 유행성 감기, 바이러스 질환에 효능이 있으며 입맛을 돌게 하기도 한다.

어성초+진피(귤껍질)　요즘 미세먼지 때문에 고생하는 사람이 많다. 진피는 본래 감기와 면역력 증진에 효능이 있는데, 진피의 신맛에는 목과 코 점막을 촉촉하게 하는 윤조(潤燥) 효과가 있다. 어성초가 뚫어 주는 코와 목을 진피가 촉촉하게 해 주는 것이다. 미세먼지, 감기, 비염에 좋다.

어성초+영지버섯 알레르기 치료에 좋다. 아토피로 고생하는 사람들에게 추천한다. 영지버섯은 간에 좋고 항알레르기 효능이 있다. 어성초와 만나면 열을 내리고 독을 해소한다. 노화 방지에도 좋다.

소소한 이야기 #06

오해하지 말자, 면역!

면역력이 저하되어서 몸이 피곤하고 질병에 잘 걸린다고 생각한다. 물론 맞는 말이다. 감기, 편도선염, 축농증, 중이염, 기관지염, 폐렴, 장염, 설사, 변비 등은 면역력이 저하되어 있을 때 쉽게 걸리고 또 계속 걸린다.

하지만 면역 과잉에서 오는 질병들도 있다. 본문에서 언급했던 알레르기 병증들인 아토피, 알레르기성비염, 천식, 두드러기 등은 모두 다 면역 과잉에서 온다. 외부인자에 과도하게 대응하여 불안정한 상황이 지속되는 것이다. 이때는 면역력이 저하되어서가 아니므로 치료 방향을 잘 잡아야 한다.

자가면역 질환이 있다. 면역 세포의 인식에 이상이 생겨 신체 내부에 있는 정상 세포를 공격하는 것을 말한다. 류머티스 관절염, 크론병 등이 유전적 요인, 환경적 요인 등에 의해 급발적으로 나타나며 이 경우 완치가 매우 힘들다.

필자는 식습관의 중요성을 강조하고 싶다. 물론 항생제, 소염제를 써서 일시적으로 증상을 완화시킬 수는 있지만, 근본적인 치료는 쉽지 않다. “내가 먹는 것이 바로 나”라는 말처럼, 나 자신은 내가 평소에 먹는 음식으로 이루어져 있다. 연령별·계절별·증상별 좋은 음식이 확실히 존재한다.

프로폴리스, 꿀, 브로콜리, 토마토, 레드비트, 시금치 등 면역에 도움이 되는 음식을 꾸준히 먹자. 한약을 먹거나 양방의 도움을 받는 것도 물론 중요하지만 우리 몸의 자연 치유력을 길러주는 것이 최우선이다. 그래서 필자는 귀 혈자리와 함께 좋은 음식을 꼭 언급한다.

소소한 이야기 #07

비타민 'B들'이 하는 일

다른 비타민들과 달리 비타민 B는 1, 2, 3, 5, 6, 7, 9, 12 등으로 나뉘어져 있다. 그래서 비타민 B군(群)이라고 부른다. 중간에 없는 4, 8, 10, 11은 인체에서 합성된다는 등의 이유로 현재는 비타민으로 간주하지 않는다. 우리가 먹는 음식으로 쉽게 섭취가 가능할 것 같아 보여도, 사실 많은 사람들에게 비타민 B가 부족하다.

'활력 비타민'이라고 할 수 있는 비타민 B군은 아침 공복에 먹어야 흡수율이 높다. 흔히 자기 전에 하루 종일 쌓인 피로를 풀기 위해 먹는 경우가 많은데 이제부터는 아침에 유산균과 함께 비타민 B군을 먹어 보자. 비타민 B군 각각에 대해 알아보자.

비타민 B_1(티아민) 신경전달물질에 영향을 준다. 소화와 에너지 대사에 관여하며 부족하면 소화불량과 신경 과민 등이 나타난다.

비타민 B_1이 많은 음식: 곡물, 효모, 깨

비타민 B_2(리보플라빈) 피부, 손발톱, 모발 등에 영향을 준다. 부족하면 노화, 피부염, 탈모 등이 나타날 수 있다.

비타민 B_2가 많은 음식: 버섯, 육류, 콩류, 달걀, 녹색잎채소

비타민 B_3(나이아신) 혈액순환과 신경계통에 작용한다. 부족하면 편두통, 우울증, 불면증 등이 나타난다.
비타민 B_3가 많은 음식: 육류, 생선, 견과류

비타민 B_5(판토텐산) 신경계와 스트레스 호르몬을 조절한다. 부족하면 탈모, 여드름, 피부 질환 등이 나타난다.
비타민 B_5가 많은 음식: 표고버섯, 달걀, 육류의 간, 유제품

비타민 B_6(피리독신, 피리독살, 피리독사민을 총칭) 단백질 흡수, 인슐린/항체/헤모글로빈의 생성을 담당한다. 비타민 B_2와 함께 먹어야 좋다.
비타민 B_6가 많은 음식: 육류, 생선류

비타민 B_7(바이오틴) 면역을 담당한다. 부족하면 손톱이 갈라지거나 탈모, 피부 발진 등이 나타난다.
비타민 B_7이 많은 음식: 견과류, 달걀노른자, 토마토

비타민 B_9(엽산) 성장 발달을 돕고 적혈구를 생산한다. 임신 중에는 꼭 먹어야 한다. 비타민 B_{12}와 함께 먹지 않으면 엽산 과잉으로 무기질 흡수를 방해할 수 있으니 꼭 함께 먹자!
비타민 B_9가 많은 음식: 녹황색 채소, 콩류

비타민 B_{12}(시아노코발라민) 다른 비타민 B군들의 역할과 흡수를 돕는다.
비타민 B_{12}가 많은 음식: 굴, 조개, 우유

두뇌계

앞머리
뒷머리
머리 정수리
안면

CHAPT

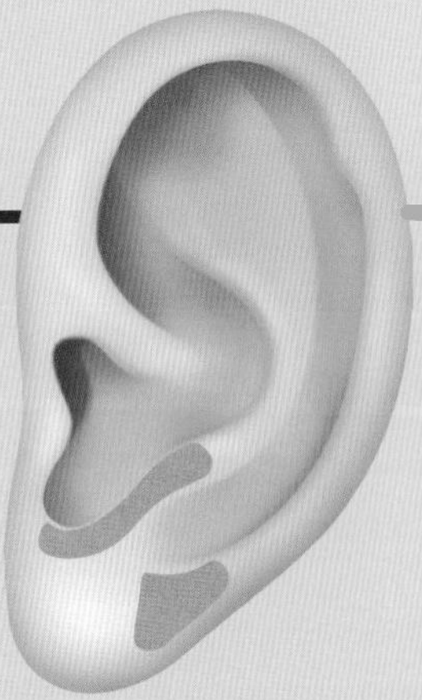

오장육부에는 포함되지 않는 두뇌. 한의학에서는 뇌(腦)·수(髓)·골(骨)·맥(脈)·자궁(子宮)·담(膽)을 기항지부(奇恒之府)라고 하여 기묘하고 특이한 기관과 조직으로 본다. 두뇌가 하는 역할은 하늘과 같아서 오장육부 모두에 지령을 내린다. 미간 정중앙에 있는 제3의 눈, 인당(印堂)을 시작으로 정수리 혈 백회(百會)에 모든 양기가 모인다. '두한족열' 즉 '머리는 시원하게 발은 따뜻하게'를 항상 기억하자.

E R . 0 4

28 두통

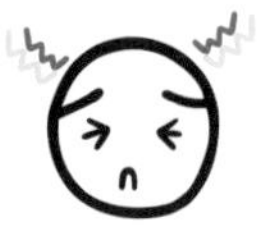

심한 스트레스, 긴장된 자세, 수면 부족 등의 요인으로 목부터 머리 전반에 통증이 온다. 근육이 긴장하며 지끈지끈한 느낌이 온다. 현대인들은 뒷목과 어깨가 결리면서 오는 두통이 많다.

증상 키워드	생활 통증, 만성 통증, 스트레스
귀 혈자리	뒷목, 뒷머리, 머리
귀 마사지	귓불 늘이기, 귀 구기기

좋은 음식과 생활습관

- 파인애플: 천연 효소 브로멜린이 스트레스성 두통을 완화하고, 항염 작용을 한다.
- 시금치: 마그네슘이 풍부한 시금치는 혈관 수축을 억제하는 효과가 있어 긴장성 두통과 편두통에 좋다.
- 민트차: 두통과 신경통 완화에 효과가 있다.
- 산수유: 사포닌과 타닌 성분이 몸을 가볍게 하고 머리를 맑게 해 준다.

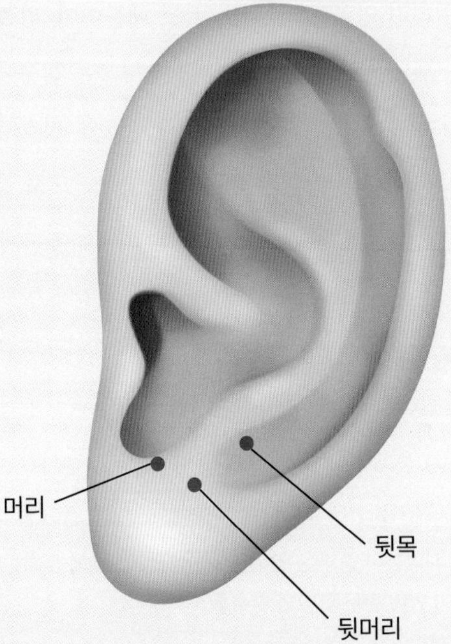
머리
뒷목
뒷머리

29 편두통

한의학에서 편두통은 담(痰), 열(熱), 풍(風), 혈(血) 등이 원인이라고 본다. 오른쪽 머리가 아픈 것은 담이나 열 때문이며, 왼쪽 머리가 아픈 것은 풍이나 혈이 부족하기 때문이다. 편두통은 경우에 따라서 여러 해가 지나도 낫지 않고, 대변이 몹시 굳고 눈에 핏발이 서고 어지럽기도 한다. 폐가 간의 기운을 억눌러서 기가 한쪽으로 몰린 탓이다.

증상 키워드	생활 통증, 만성 통증, 스트레스
귀 혈자리	앞머리, 뒷머리, 머리, 뒷목, 안면
귀 마사지	귓불 늘이기, 귀 구기기

좋은 음식과 생활습관

등 푸른 생선, 해조류, 조개류 등 철분을 많이 함유한 음식이 좋다.

- 머위: 페타신과 이소페타신이 혈관을 확장해 막힌 기운을 풀어 줄 수 있다.
- 연어: 오메가 3 지방산이 풍부한 연어는 염증 제거를 통해 두통을 없앤다. 또한 신경 보호 효능이 있어 편두통 발생 횟수를 줄여 준다.
- 아몬드: 통증을 완화하고 염증을 제거하는 살리신 성분이 많이 함유되어 있다.
- 시금치: 마그네슘이 풍부하고 혈관의 수축을 억제하는 효과가 있어 긴장성 두통과 편두통에 좋다.

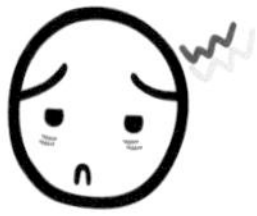

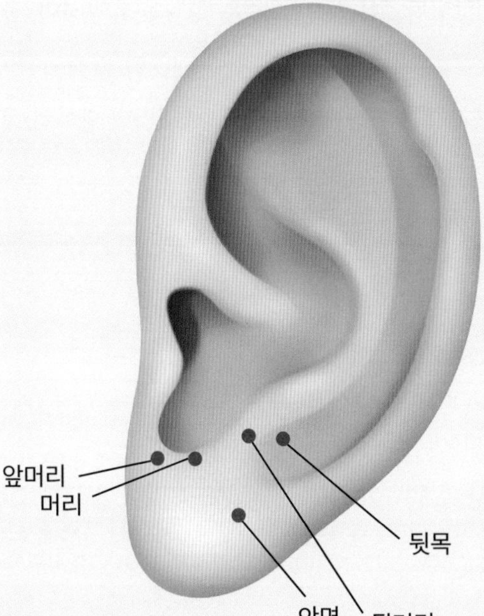
앞머리
머리
뒷목
안면
뒷머리

30 치통

《동의보감》에서는 치아가 생겨서 빠지는 과정을 사람의 생장과 노화 과정에 빗대어 말한다. "신(腎)이 그것의 영양을 담당하며, 숨이 드나드는 문호다(齒者骨之餘腎主營養呼吸之門戶也)"라고 하며 치아, 뼈의 골수, 신장의 관계를 중요하게 본다. 충치가 있다면 당연히 치과에 빨리 가야 한다.

증상 키워드	생활 통증
귀 혈자리	부신, 뒷목, 안면, 입 1, 입 2

좋은 음식과 생활습관

- 프로폴리스: 항균과 진통 효과가 있는 천연 항생제다. 알약 타입으로 먹어도 좋고, 스프레이 타입으로 뿌려도 좋다.
- 알로에: 진정 작용을 한다. 알로에는 바르는 것으로 많이 접하지만 껍질째 먹어도 좋고, 환이나 가루 타입으로 복용해도 좋다. 열을 내리고 상처를 치유하는 등 다양한 효능이 있다.

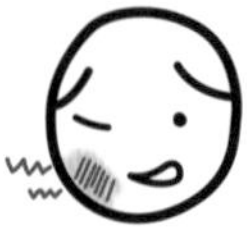

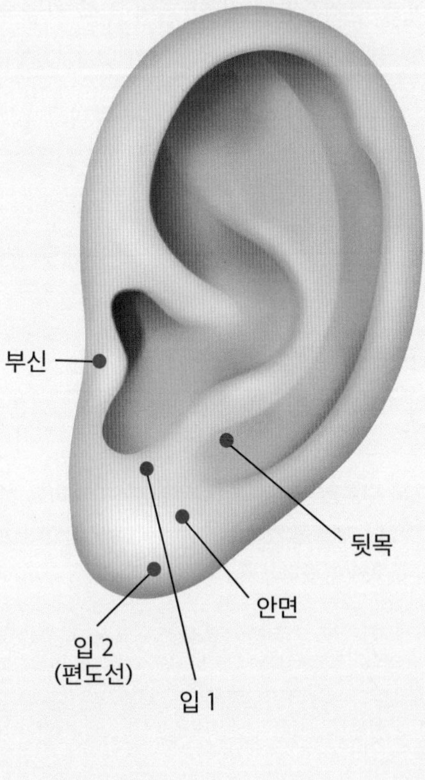
부신
뒷목
안면
입 2
(편도선)
입 1

31 안색

간이 하는 수많은 역할 중 하나는 스트레스 이완이다. 간에 문제가 생기면 화를 잘 내고, 혈액순환이 잘 안 되며 소화 기능까지 떨어진다. 과다한 스트레스, 만성적인 기저 질환(어떤 질병의 원인이나 밑바탕이 되는 질병), 식욕 부진, 소화불량 등으로 인해 안색이 좋지 않아지기도 한다.

증상 키워드	만성 통증, 스트레스, 간담계+심폐계+두뇌계
귀 혈자리	부신, 안면, 뒷목, 간

좋은 음식과 생활습관

- 브로콜리: 항산화 작용을 하는 비타민 E가 풍부해 피부 노화를 방지할 수 있다. 안색 개선은 물론 다크서클 완화에도 좋다.
- 양배추: 비타민 C와 K가 풍부해 모세혈관까지 튼튼하게 하고, 항산화 효과가 뛰어나다. 피부에 쌓인 노폐물을 없애고 미백에도 효능이 있다. 소화에도 도움이 되기 때문에 꾸준히 먹으면 좋다.

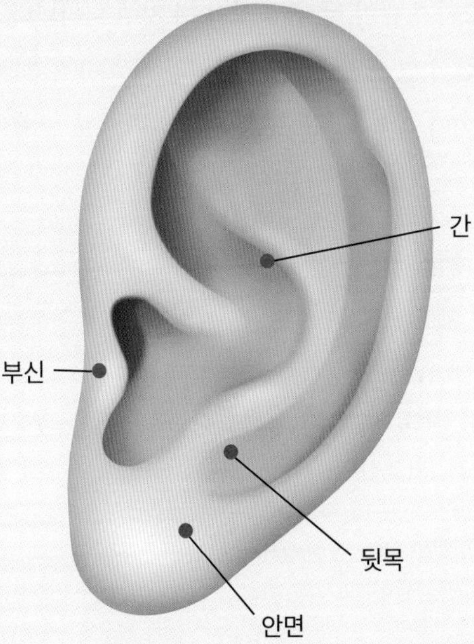
간
부신
뒷목
안면

32 안면 홍조

피부에 열이 몰려 모세혈관이 확장되는 현상으로 여름과 겨울, 특히 실내외 온도차가 많이 날 때 증상이 더 자주 나타난다. 스트레스, 과로, 불규칙한 수면, 음주, 약물 등으로 인한 자율신경의 불균형이 가장 큰 원인이며, 갱년기 등 호르몬의 영향으로도 발병할 수 있다. 몸의 열이 제대로 순환이 안 되는 문제가 크다.

증상 키워드	생활 통증, 만성 통증, 스트레스
귀 혈자리	부신, 안면, 알레르기

좋은 음식과 생활습관

- 알로에: 진정 작용을 하며, 피부의 열을 내려 준다.
- 녹차, 석류: 갱년기 여성 증상들에 좋다. 꾸준히 먹으면 홍조를 완화시키고 열을 내려 준다.

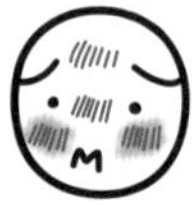

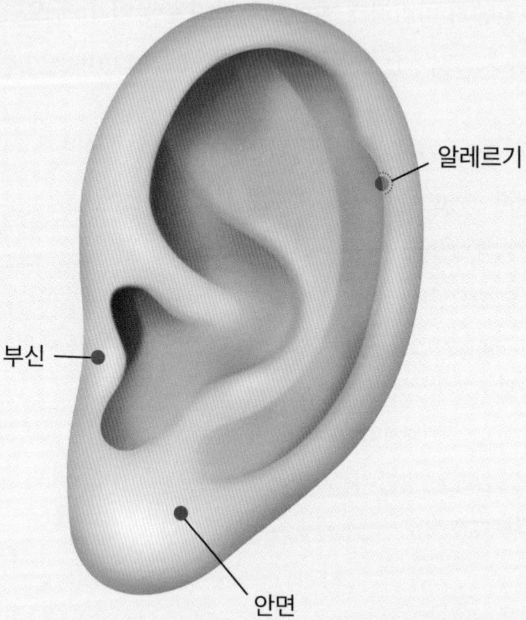
알레르기
부신
안면

33 안면 마비(구안와사)

한쪽 얼굴이 마비되어 한쪽 눈이 감기지 않고 입이 삐뚤어지는 증상이다. 일종의 바이러스 질환으로 감기 증상이 함께 오는 경우가 많고 과로와 스트레스로 면역력이 저하되었을 때 발병하기 쉽다.

증상 키워드	생활 통증, 면역력 저하, 두뇌계+심폐계+척추계
귀 혈자리	눈, 안면, 뒷목, 위장, 간

좋은 음식과 생활습관

- 해조류: 요오드가 많이 포함된 음식이 좋다.
- 마전자(馬錢子): 고열을 동반하는 감기 등 바이러스 감염으로 인한 증상에 효능이 있는 생소한 약재다. 열을 내리고 해독시키는 효능이 있다.
- 파두(巴豆): 구안와사(口眼喎斜), 항염, 진통, 항병원성 감염 등에 효능이 있다.

무엇보다 침과 뜸, 약침 치료가 좋다. 우선 병원에서 안면 마비의 원인을 찾고, 손상된 신경과 근육 기능 회복을 돕는 침 치료를 병행하는 것이 좋다.

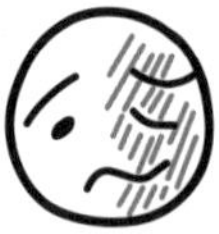

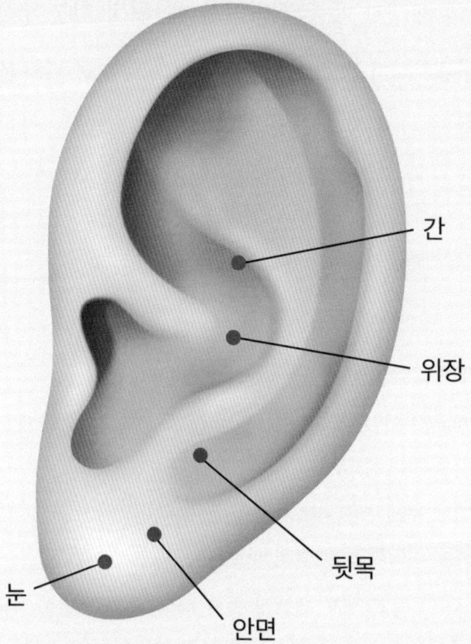
간
위장
뒷목
눈
안면

34 여드름

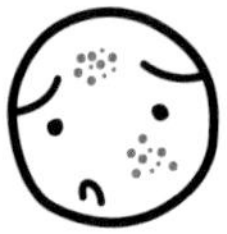

여드름은 복합적인 원인으로 생긴다. 몸에 있는 독소가 습(濕)과 열(熱)에 막혀 제대로 배출되지 않을 때, 위장 기능이 원활하지 못해 나는 경우가 많다. 사춘기 여드름보다 더 힘들고 괴로운 게 성인 여드름이다. 남자는 설사나 과민성 대장 증후군이 있는 경우에, 여자는 변비나 생리 불순 등의 원인으로 여드름이 난다.

증상 키워드	생활 통증, 만성 통증, 스트레스
귀 혈자리	안면, 부신, 위장

좋은 음식과 생활습관

- 삼백초: 수용성 타닌, 쿼세틴 등이 풍부하다. 항염, 해독, 이뇨 작용을 도와 뭉치고 막힌 것을 풀어 준다.
- 어성초: 피부 진정, 해독, 변비 개선에 좋다. 요즘은 화장품의 원료로도 많이 사용한다. 어성초 수딩젤 등을 찾아 바르는 것도 좋다.
- 비타민 B군: 성장과 세포 재생을 돕고 피부, 손톱과 발톱, 머리카락의 재생과 성장을 돕는다. 사춘기 여드름은 물론 성인 여드름으로 고생하는 사람들은 비타민 B군을 꼭 챙겨 먹자.

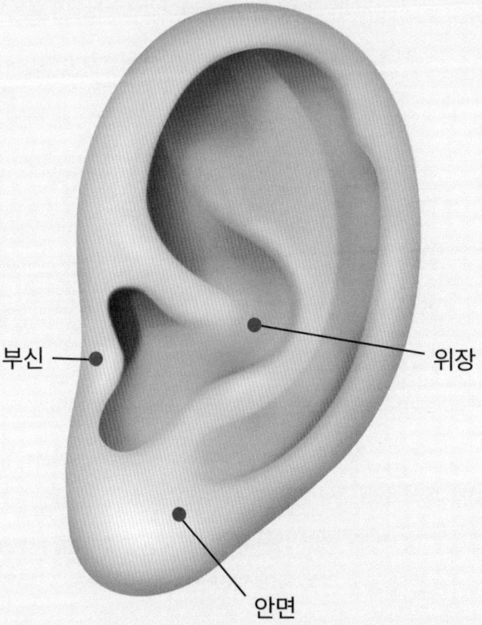
부신
위장
안면

35 종기(화농성 염증)

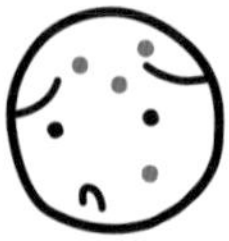

열독(熱毒)이 쌓여 생긴다. 모두 막혔다는 뜻으로 옹저(癰疽)라고도 한다. 종기가 빈번하게 생기는 사람은 만성피로를 느끼거나 소화 기능이 떨어지고, 식욕 부진까지 올 수 있다. 심한 종기로 평생 고생하고, 종기가 원인이 되어서 사망한 조선 왕들도 있다. 문종, 정조가 그러했다.

증상 키워드	생활 통증, 만성 통증
귀 혈자리	알레르기, 부신, 종양특이구

좋은 음식과 생활습관

- 감초: 감초의 뿌리는 항균, 항염, 면역 기능, 항진 작용을 한다.
- 삼백초: 수용성 타닌, 퀘세틴 등이 풍부하다. 항염, 해독, 이뇨 작용을 도와 뭉치고 막힌 것을 풀어 준다.
- 어성초: 피부 진정, 해독, 변비 개선에 좋다. 요즘은 화장품 원료로도 대중적으로 사용한다. 어성초 수딩젤 등을 찾아 발라 보자.

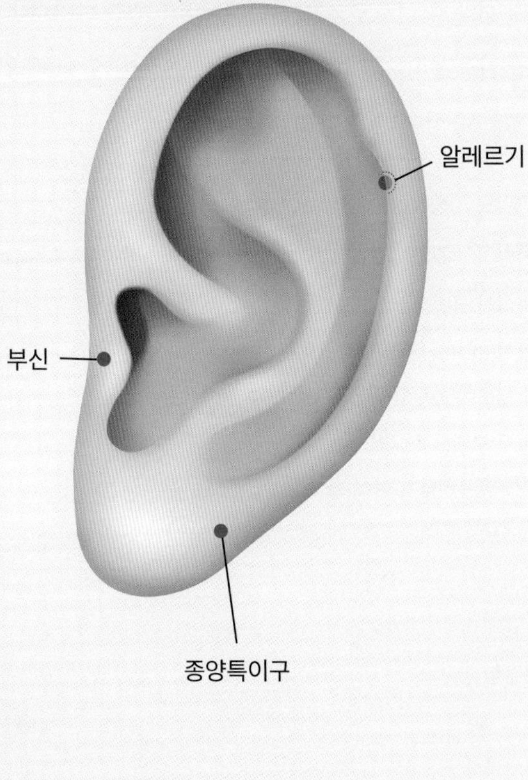
알레르기
부신
종양특이구

36 눈꺼풀 경련

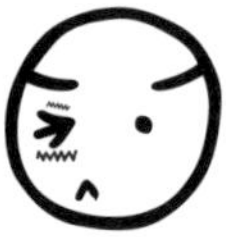

피로, 과로, 영양분 부족, 격렬한 운동, 수면 부족, 카페인 과다 섭취 등은 눈꺼풀 경련으로 이어진다. 증상이 자주 나타나면 안면 마비로 이어질 가능성이 있으니 주의해야 한다. 두뇌계, 안계, 간담계 모두에 걸쳐 있는 증상이다. 마그네슘을 먹으면 좋다.

증상 키워드	생활 통증, 스트레스, 피로
귀 혈자리	간, 눈, 안면

좋은 음식과 생활습관

- 전복: 비타민 A, 천연 타우린, 단백질, 미네랄, 메티오닌과 시스테인 등 천연 아미노산 성분이 풍부한 고단백 영양 식품이다.

바나나, 아보카도 등 마그네슘이 풍부한 음식이 좋다. 경련 증상이 자주 나타나면 약국에서 마그네슘을 사서 먹자.

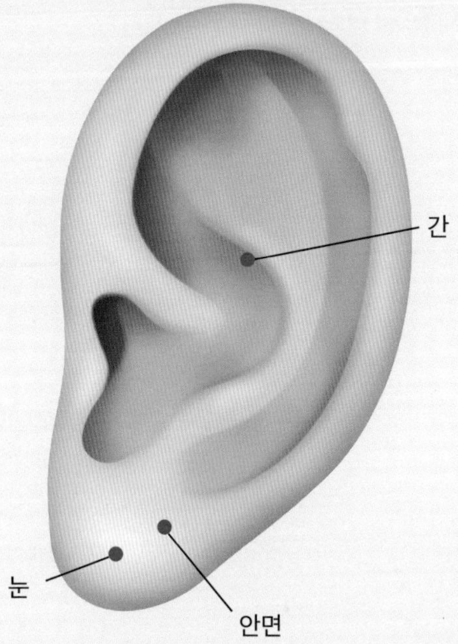
간
눈
안면

소소한 이야기 #08

머리가 지끈지끈

두통은 매우 흔한 질병이지만 그 고통은 모르는 사람은 모른다. 단순 두통은 시간이 지나면 나아지지만 만성적인 두통에는 근본적인 진찰과 치료가 필요하다.

편두통

한쪽에만 통증이 생기는 것이 편두통이다. 목덜미에서 오는 경우가 많고, 턱관절 불균형에서 생기기도 한다. 통증이 있는 쪽 뒷목을 만져 보면 심하게 굳어 있으며, 어깨까지 뻐근해진 상태다. 막힌 쪽을 부드럽게 풀어 주자. 아픈 쪽의 턱관절을 만져 보면 좌우가 분명히 다르다. 아픈 쪽을 지압해 준다. 턱관절 근육을 지압해 균형을 맞추면 편두통이 호전된다.

소화 장애

체하거나 뱃속이 더부룩해서 생기는 두통이다. 이 경우 식적을 제거하고 소화 기능을 좋게 하면 두통이 없어진다. 변비가 있는 경우는 키위·프룬·알로에 등이 도움이 되고, 설사가 있는 경우라면 바나나·감자 등이 좋다. 유산균이나 청즙(식물을 생즙으로 내어 먹는 것) 섭취도 좋다. 하루 한 끼를 잡곡밥, 혹은 선식으로 먹는 것도 효과가 있다.

눈의 피로

눈이 피로하면 두통이 생기고, 두통으로 눈이 충혈되기도 한다. 눈이 피곤할 때 뒤통수를 만져 보면 굉장히 아픈 곳이 있는데 여기에 얼음물 수건을 대고 있으면 눈이 시원해지면서 두통이 호전된다. 눈 주변을 꾹꾹 지압해 주면 확실하게 좋아진다. 인공 눈물로 눈을 촉촉하게 해서 건조함을 풀어 준다. 눈의 피로로 인한 두통에는 구기자차가 도움이 된다. 구기자는 익정명목(益精明目), 정기를 더해 주고 눈을 밝게 한다.

스트레스

뒷목 근육은 스트레스 근육이다. 스트레스를 받으면 가장 먼저 뒷목 근육이 긴장하며, 스트레스가 해소되기 전까지는 좋아지지 않는다. 고주파 치료 등으로 목덜미와 어깨를 풀어 주어 근육을 이완시키고, 정신적인 심화(心火)를 가라앉히는 청심환 처방으로 스트레스를 조절해 주는 것이 효과적이다.

긴장성

두통의 80% 이상은 긴장성이다. 이는 근육 수축에 의한 통증이 원인이다. 피로 때문에 머리나 목 근육이 지속적으로 수축해 발생하는데 주로 제대로 자지 못한 아침이나 오후 늦게 나타나며, 머리 주위를 조이는 느낌이 온다. 대부분의 긴장성 두통은 숙면을 하면 사라진다. 너무 많이 자거나 수면이 부족한 경우 생기므로 규칙적인 수면 시간을 유지하는 것이 좋다.

가벼운 운동은 스트레스를 줄이고 뇌 내 엔도르핀을 생성시켜 두통을 누그러뜨린다. 집에서 할 수 있는 간단한 방법으로 20분 정도 뒷목과 어깨에 따뜻한 찜질을 해 주면 긴장성 두통을 완화시킬 수 있다.

소소한 이야기 #09

침(Acupuncture) 말고 침(Saliva)

활기, 활력의 활(活)이라는 한자는 **물 수**(水)와 **혀 설**(舌)이 합쳐져 있다. 입에 침이 콸콸 나올 정도로 많아야 건강하다는 것이다. 건강한 사람에게서는 하루에 1.5리터 정도의 침이 분비된다.

분비되는 침의 양이 줄어들어 입이 마르는 것은 노화의 한 증상이다. 하지만 최근 필자의 한의원에는 20~30대 젊은 사람들도 입마름과 갈증, 구취로 자주 찾아온다. 이는 기력 저하, 과로, 스트레스 때문이다. 우리나라 60세 이상 인구 중 50%가 구강 건조증을 앓고 있을 정도로 흔한 질환이고, 여성들은 갱년기 호르몬 변화에 의해 심해지기도 한다.

침이 부족하면 치은염이나 풍치가 쉽게 생기고, 구취가 심해진다. 음식물을 삼키거나 일상적인 말을 할 때 불편을 느끼기도 한다.

한의원에서는 **생진지갈**(生津止渴)이라 하여 진액(타액, 위액, 장액, 활액 등)을 생성하고 갈증을 없애는 처방을 주로 하는데 인삼, 홍삼, 뽕나무, 토마토 등이 좋다. 복날에 삼계탕을 먹으면 더위로 지친 원기를 회복하고 몸을 따뜻하게 하는 동시에 인삼이 침을 생성하고 갈증을 해소시키기 때문에 두 배로 좋다. 항노화 식품인 베리류도 챙겨 먹자. 아사이베리, 크랜베리, 블루베리, 라즈베리, 블랙베리, 아로니아 등 베리류를 가까이 하자.

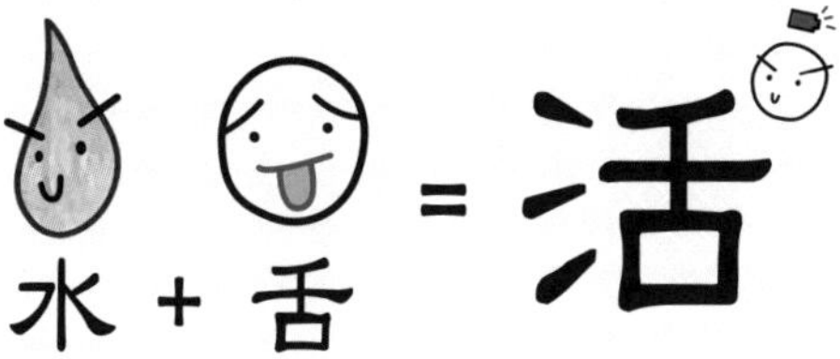
水 + 舌 = 活

소소한 이야기 #10

얼굴색 이야기

보통 '안색이 안 좋다'라고 할 때는 얼굴에 핏기가 없거나, 윤기가 없이 거칠거나, 매우 피곤해 보이는 경우가 많다.

얼굴이 하얗게 질린 것처럼 창백한 빛이라면 폐에 문제가 있을 수 있다. 또한 호흡기 질환을 의심해 볼 수도 있다. 찬 음식을 자주 먹는 여름에 나타나기 쉽다. 창백한데다 피부가 거칠고 윤기가 없으며, 여성들은 화장이 먹지 않아 고생하기도 한다. 몸을 따뜻하게 하고 면역력을 높이는 것이 좋다.

푸른빛을 띠는 얼굴은 간이 안 좋은 것이다. 만성피로, 허리와 어깨 통증, VDT 증후군(스마트폰, 컴퓨터같이 영상 기기를 오랫동안 사용해 생기는 증상)과 같이 현대인들이 고생하는 증상이 만성적으로 나타나는 사람들은 얼굴이 대체적으로 퍼렇게 질려 있다. 눈이 충혈된 경우도 많다. 금주, 금연은 물론 식습관 개선이 필요하다.

홍조를 뛰어넘어 얼굴이 전반적으로 붉은빛을 띠면 심장에 열이 모인 것이다. 혈관이 팽창하여 실핏줄이 늘어나 만성적인 안면 홍조가 될 수 있다. 열을 낮추고 쌓인 화를 푸는 것이 좋다.

이상하다 싶을 정도로 얼굴이 누런빛이라면 소화 기관에 문제가 생긴 것이다. 속이 불편하고 변비, 설사 등의 증상이 있으면 짜고 자극적인 음식을 피하고, 적정 습도를 유지하며 건강 관리를 하자. 얼굴 말고 손과 발까지 누런빛이 나타나는 증상이 지속되면 황달이나 간염이 의심되니 빨리 병원에 가자.

얼굴이 푸르다 못해 검은빛이라면 신장에 문제가 있을 수 있다. 아니면 극심한 스트레스와 피로가 누적되어 나타나는 현상이니 빨리 숙면을 취하고, 좋아하는 일을 시작하자.

안계

눈
혀
편도선

CHAPT

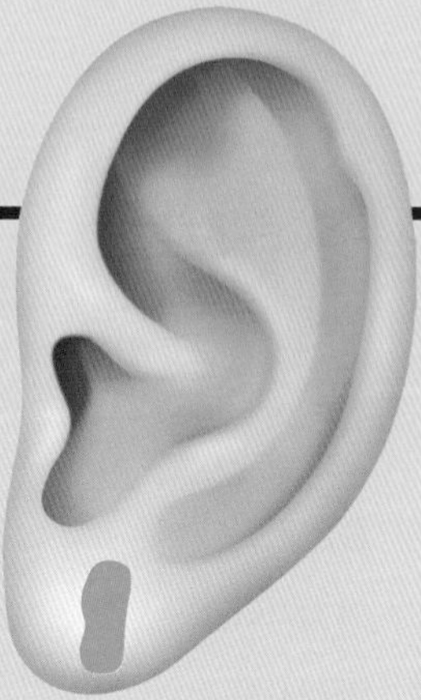

눈과 혀, 편도선으로 구성된 안계는
피로 반응이 가장 먼저 나타나는
곳이다. 피로하면 눈이 건조해지고,
충혈되며, 다래끼가 생기거나 심하면
편도선염으로 고생하기도 한다. 눈과
간과 피로는 떼어 놓고 이야기할 수가 없다.
한의학에서 눈은 간과 통하는 구멍이며, 오장의 정기가 모이는
곳으로 인식하고 있다.

E R . 0 5

37 안구건조

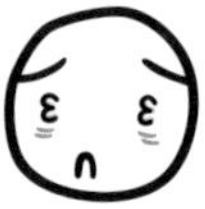

스트레스, 눈의 피로, 공기질 저하 등이 원인으로 나타나는 현대인의 질병, 안구건조는 심하면 충혈, 염증, 통증, 이물감, 가려움, 뻑뻑함을 동반하기도 한다. 환절기는 물론 냉난방 때문에 심해지기도 한다.

증상 키워드	생활 통증, 스트레스, 피로
귀 혈자리	눈 1, 눈 2, 안면
귀 마사지	귓불 늘이기

좋은 음식과 생활습관

- 루테인: 마리골드 꽃에서 추출한 강력한 항산화 물질인 천연 카로티노이드계 색소로 눈의 산화와 염증 방지에 좋다. 식약처에서도 기능성을 인정받았으며 꾸준히 영양제로 섭취하면 좋다.
- 노니: 노니에 함유된 프로제로닌은 자연 치유력을 높이고, 손상된 세포를 재생하는 데 탁월한 효능이 있다.
- 황금: 체내 열을 내리고 눈에 핏발이 서고 갑갑하고 아픈 증상에 효과가 있다.
- 결명자(決明子): 비타민 A와 카로틴이 풍부한 결명자는 이름에서도 볼 수 있든 눈을 맑게 하고 피로감을 덜어 준다. 차로 마시면 좋다.

피부과와 성형외과에 가면 안구건조증 치료로 IPL 주사를 맞을 수 있다. 눈 주변 혈관에 주사를 놓는 방식으로 자극해 중증의 안구건조를 치료한다. 만성으로 고생하는 사람은 상담을 받아 보자.

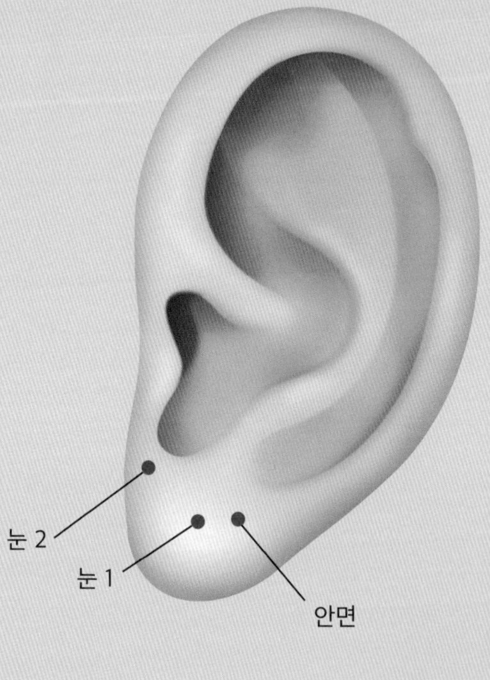

안구건조

38 눈 피로/눈 침침/눈 충혈

《동의보감》에서는 간 기운과 신(腎) 기운이 부족하면 눈이 침침하고 어지러워진다고 말한다. 실제로 눈이 피로하고 침침하고 충혈되는 것은 피로와 관계가 깊다.

증상 키워드	생활 통증, 스트레스, 피로
귀 혈자리	눈, 뒷목, 간
귀 마사지	귓불 늘이기

좋은 음식과 생활습관

- 루테인: 마리골드 꽃에서 추출한 강력한 항산화 물질인 천연 카로티노이드계 색소로 눈의 산화와 염증 방지에 좋다. 식약처에서도 기능성을 인정받았으며 꾸준히 영양제로 섭취하면 좋다.
- 노니: 노니에 함유된 프로제로닌은 자연 치유력을 높이고, 손상된 세포를 재생하는 데 탁월한 효능이 있다.
- 황금: 체내 열을 내리고 눈에 핏발이 서고 갑갑하고 아픈 증상에 효과가 있다.
- 결명자: 비타민 A와 카로틴이 풍부한 결명자는 이름처럼 눈을 맑게 하고 피로감을 덜어 준다. 차로 마시면 좋다.

간에 좋은 음식을 먹는 것도 도움이 된다.

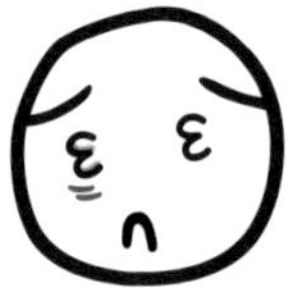

눈 피로/눈 침침/눈 충혈

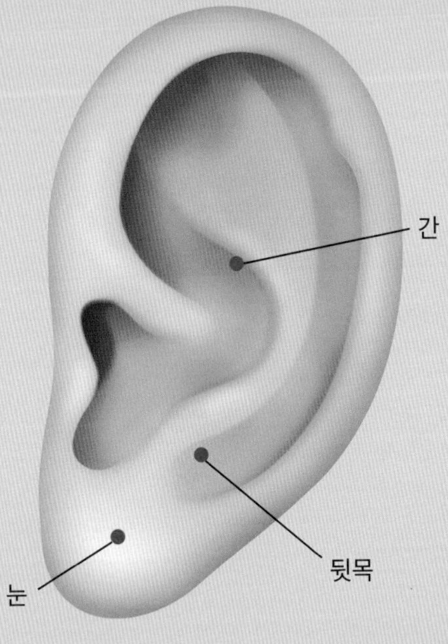

39

편도선염

편도선은 목의 안쪽, 코의 뒷부분에 위치하는 우리 몸을 방어하는 기관 중 하나다. 편도선염은 목감기와 증상이 비슷하다. 초기에 적절한 치료를 하지 않으면 고열, 오한, 심한 목 통증, 전신 통증으로 이어지니 주의하자.

증상 키워드	생활 통증, 만성 통증, 면역력 저하, 피로
귀 혈자리	입 1(편도선 1), 입 2(편도선 2), 종양특이구, 알레르기

좋은 음식과 생활습관

- 도라지, 생강, 꿀: 세 가지를 함께 먹으면 좋다. 생강*은 공자가 《논어》에서 체내의 악기를 제거하고 진통 효과가 있다고 말할 정도로 항염 효과가 있으며, 도라지는 사포닌 성분(천연 스테로이드)이 풍부해 가래를 삭힌다. 비타민과 미네랄이 풍부한 꿀로 건강한 단맛을 내면 쓴맛을 중화시킬 수 있다.
- 프로폴리스: 진통 효과가 있는 천연 항생제다. 알약 형태의 프로폴리스를 꾸준히 섭취하는 것도 좋고, 스프레이 형태를 목에 직접 뿌려도 좋다.

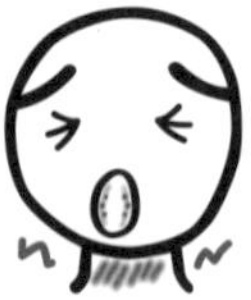

* 《논어》에 공자는 생강 먹는 것을 그만두지 않았으며, 많이 먹지는 않았다(不撤生薑 不多食)고 하였고, 주자는 여기에 주를 달아 생강은 신명을 통하게 하고 더러운 것을 없애므로, 먹는 것을 그만두지 않으신 것이라(薑, 通神明, 去穢惡, 故不撤)고 풀었다.

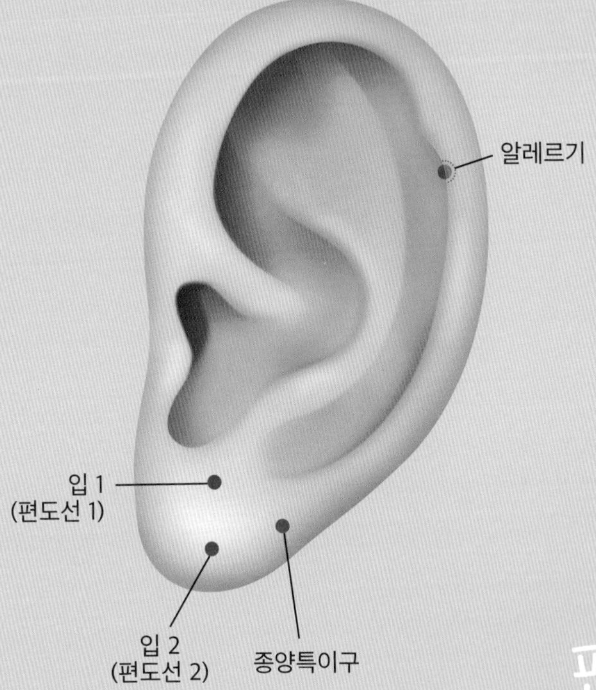

편도선염

소소한 이야기 #11

눈은 간의 상태를 표현한다

현대인들은 수많은 정보와 자극을 눈을 통해 받아들인다.

젊은 사람들도 안구건조, 침침함, 충혈, 간지러움 등의 증상으로 병원을 찾고 있다. 50대들이 주로 모이는 CEO 특강에 갔더니 대다수의 사람들이 눈을 감고 강의를 듣고 있었다. 나이가 들수록 눈이 침침하고 피로해지기 때문이다.

눈과 뒷목, 눈과 간을 함께 이야기하고 싶다.

첫째로, 필자의 한의원에 눈이 침침해서 찾아온 대다수 환자들은 뒷목이 긴장되고 굳어 있는 경우가 많다. 이는 현대인들의 VDT 증후군과도 밀접한 관련이 있다. 뒷목과 어깨를 풀어 주면 침침했던 눈이 밝아진다. 눈 주위 근육에 놓는 안침, 뒷목과 뒤통수 혈을 자극하는 두침, 귀에 있는 혈자리를 자극하는 이침을 동시에 놓고 있다.

둘째, 피로가 쌓여 간 기능이 저하되어 있거나, 과로와 격한 운동 등을 한 후에는 눈이 흐려지고 피곤해진다. 요즘 눈 건강을 위해 많이 챙겨 먹는 루테인과 함께 간 건강을 위한 밀크씨슬, 표고버섯 등을 함께 꾸준히 먹어 보자.

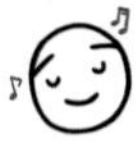

염증이 아닌 경우, 눈의 피로와 충혈에는 따뜻하게 눈 주변을 마사지해 주면 좋다. 시중에서 판매하는 스팀 아이 마스크도 좋고, 청결한 수건이나 거즈를 따뜻하게 데워 눈 위에 올리고 휴식을 취하는 것도 좋다. 눈을 독소가 빠져나가는 구멍이라고 생각하면 쉽게 이해가 될 것이다.

척추계

뒷목
등
허리
골반
무릎
발목
발가락

CHAPT

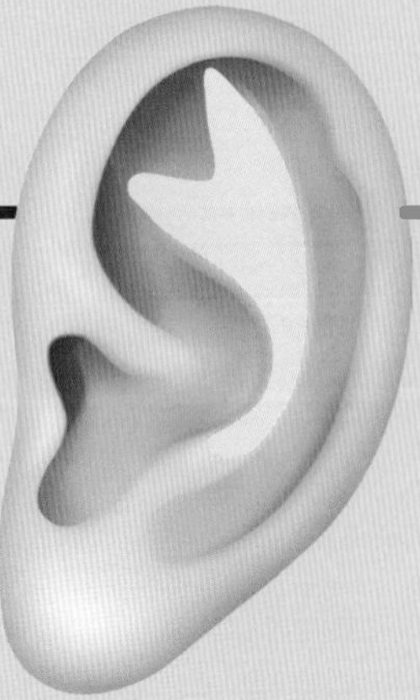

인간 진화의 핵심은 직립보행이다. 하지만 이 직립보행으로 인해 우리 몸의 신경과 혈관은 압박 받고 있으며, 우리 몸에서 가장 큰 골반뼈를 버텨야 하며, 무거운 머리까지 지탱해야 한다. 뒷목과 골반, 척추에 무리가 가는 것도 이상한 일이 아니다. 게다가 앉아 있는 시간이 길어질수록 척추계에 가해지는 압박 또한 커진다.

ER. 06

40 뒷목 통증(거북목, 일자목)/목 결림

잘못된 자세에서 오는 경우가 많으며 목과 어깨 통증을 동시에 느낀다. 눈이 침침해지거나 전신 피로감을 동반하기도 한다. 자세가 굳어져 만성화되기 쉬우니 등을 바르게 세우고 턱을 드는 자세를 습관화하자.

증상 키워드	생활 통증, 만성 통증, 자세 교정, 피로, 근육통
귀 혈자리	뒷목, 어깨
귀 마사지	귀 구기기*

좋은 음식과 생활습관

- 갈근: 숙취와 피로 회복에 좋다. 결리는 증상은 피로가 쌓여 생긴다. 우선 가벼운 스트레칭과 함께 갈근차를 꾸준히 마셔 보자.
- 우슬: 비름과의 여러해살이풀로 쇠무릎이라고도 하는데 소염과 진통 작용을 하는 한약재다.
- 홍화씨: 골다공증, 골절, 근육 염좌에 효과가 좋다.

*귀 구기기는 화병 풀기에도 효과가 있지만, 척추에 해당하는 귀 연골 전반을 자극하게 되어 척추계 전반에 좋은 마사지다. 시간이 날 때마다 귀를 구겨 보자.

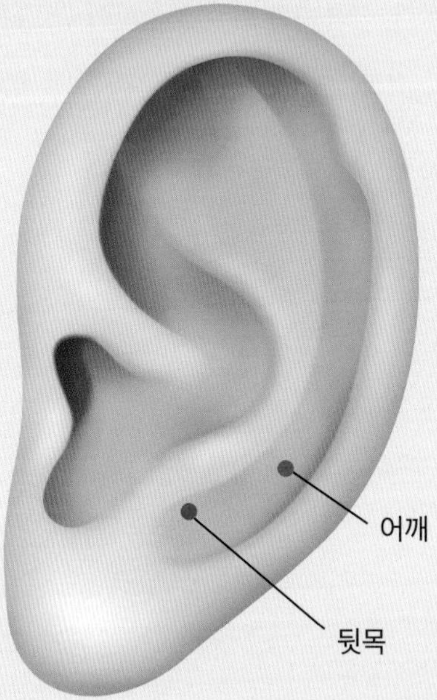
어깨
뒷목

41 목 강직(항강)

목 강직[項强]은 목의 긴장과 피로에서 오는 경우가 많고, 어깨와 등의 통증이 함께 오기도 한다. 근육이나 힘줄에 손상이 간 경우가 대부분이다. 교통사고 후 뒷목 잡는 경우를 생각하면 쉽다.

증상 키워드	생활 통증, 만성 통증, 자세 교정, 피로, 근육통
귀 혈자리	뒷목, 어깨 1, 어깨 2
귀 마사지	귀 구기기

좋은 음식과 생활습관

- 홍화씨: 골다공증, 골절, 근육 염좌에 효과가 좋다.
- 토사자: 말린 새삼의 씨로 기력을 보충하고 과로로 인한 피로 회복에 좋다. 눈을 밝게 하고 근골을 튼튼하게 한다.

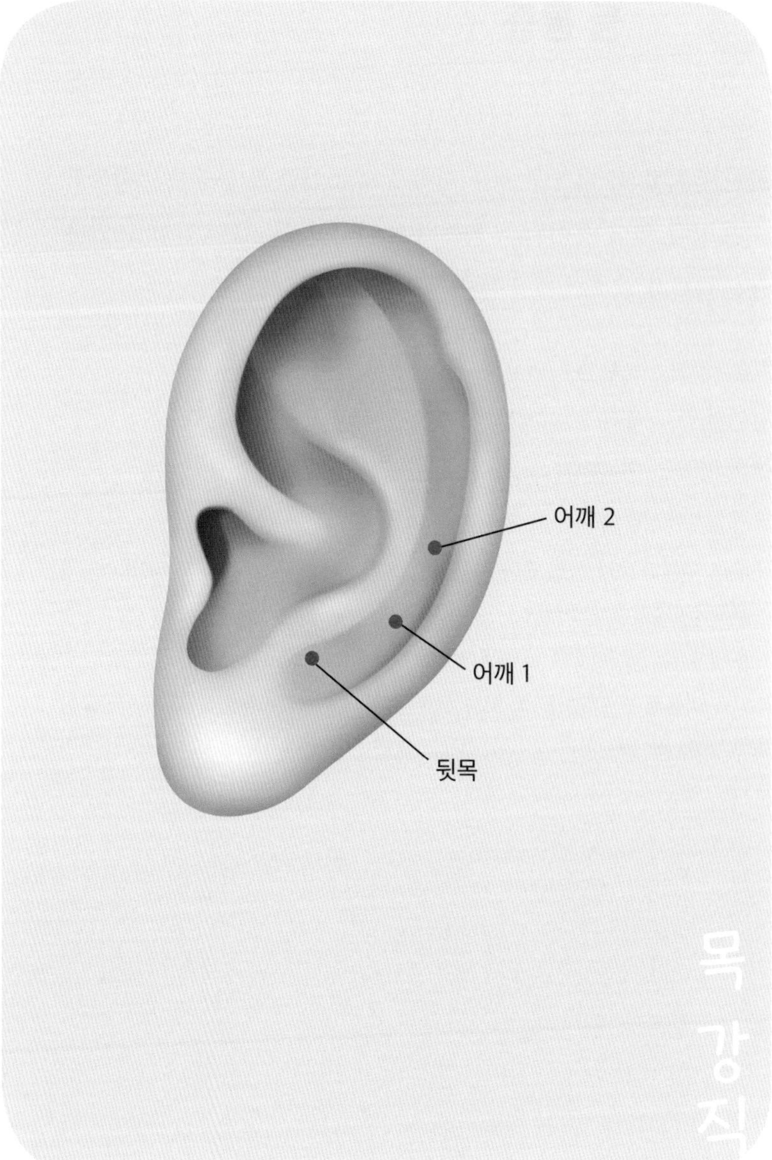
어깨 2
어깨 1
뒷목
목 강직

42 등 통증

골반 틀어짐, 목 디스크, 척추 변형 등으로 인한 등 통증은 소화불량, 수면 장애, 변비, 무기력, 우울증 등의 다양한 증상을 유발할 수 있다. 물론 타박상, 근육의 긴장 등으로 오는 경우도 많다.

증상 키워드	생활 통증, 만성 통증, 자세 교정, 피로, 근육통
귀 혈자리	뒷목, 등, 어깨 1, 어깨 2
귀 마사지	귀 구기기

좋은 음식과 생활습관

- 우슬: 무릎과 허리, 등에 좋다. 사포닌 성분이 소염과 진통 작용을 한다. 도라지와 홍삼도 사포닌이 풍부하다.
- 홍화씨: 골다공증, 골절, 근육 염좌에 효과가 좋다.

수건을 이용해 스트레칭을 해 보자. 등 뒤로 손을 돌려 수건을 잡고, 위아래로 올렸다 내렸다를 반복하는 것이다. 어깨는 물론 뻐근한 등 근육도 스트레칭이 되어 좋다.

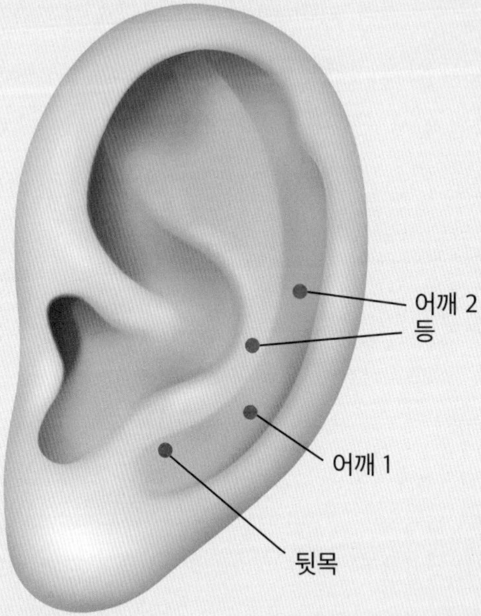
어깨 2
등
어깨 1
뒷목

43 허리 통증(요통)

한의학에서 허리는 오장 중 신(腎)에 속하며 신허(腎虛), 식적, 어혈(瘀血), 풍(風), 한(寒), 습열, 기허(氣虛) 등의 원인으로 통증이 생긴다고 본다. 단순 근육 염좌, 불안한 자세, 무거운 짐을 들다 삐끗한 경우 등 가볍게 시작된 일시적인 증상이 만성 요통이나 디스크로 발전할 수 있으니 주의해야 한다. 살면서 10명 중 8명은 요통을 경험한다고 할 정도로 원인도 다양하고 흔한 증상이다.

증상 키워드	생활 통증, 만성 통증, 근육통
귀 혈자리	허리, 골반, 다리(허벅지 안쪽)

좋은 음식과 생활습관

- 두충: 무릎과 허리의 통증에 효과가 있다.
- 우슬: 무릎과 허리, 등에 좋다. 사포닌 성분이 소염 작용과 진통 작용을 한다. 도라지와 홍삼도 사포닌이 풍부하다.
- 속단: 꿀풀과에 속하는 다년생 초본식물로 뼈와 근육을 튼튼하게 하고 종기와 염증을 완화시킨다.
- 갈근(칡): 허리 근육 염좌에 좋다. 차 형태로 꾸준히 마셔 보자.
- 홍화씨: 골다공증, 골절, 근육 염좌에 효과가 좋다.

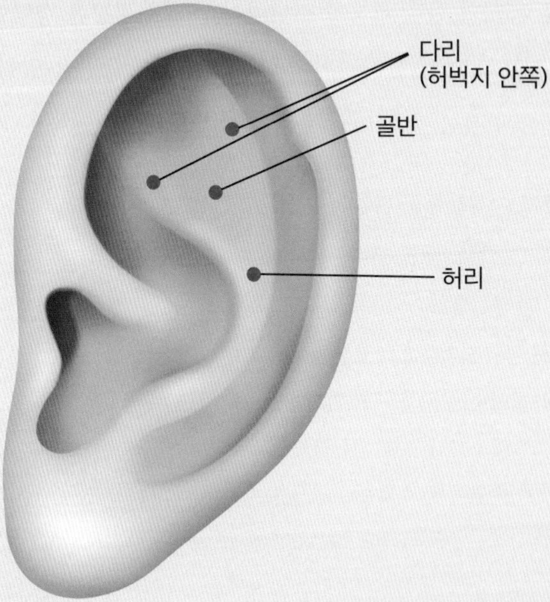
다리
(허벅지 안쪽)
골반
허리

44 좌골신경통

좌골신경은 우리 몸의 가장 크고 굵은 신경 가운데 하나로, 다리 뒷면과 무릎 아래의 신경 기능을 담당한다. 좌골신경통은 병명이 아니라 허리에서부터 엉덩이, 다리의 후면부/측면부의 통증을 말한다. 요통, 다리 통증과 저림, 감각 이상 등의 증상이 나타난다.

증상 키워드	생활 통증, 만성 통증, 신경통
귀 혈자리	무릎, 골반, 허리, 다리(허벅지 후면부/측면부), 부신

좋은 음식과 생활습관

- 율무: 몸 안의 습기를 없애고 통증을 완화한다.
- 홍화씨: 골다공증, 골절, 근육 염좌에 효과가 좋다.
- 철갑상어: 콜라겐, 콘드로이친, 글루코사민, 오메가 3가 풍부해 관절통, 신경통을 완화해 준다. 생소할 수 있으나 진액 등으로 시중에 많이 나와 있다.

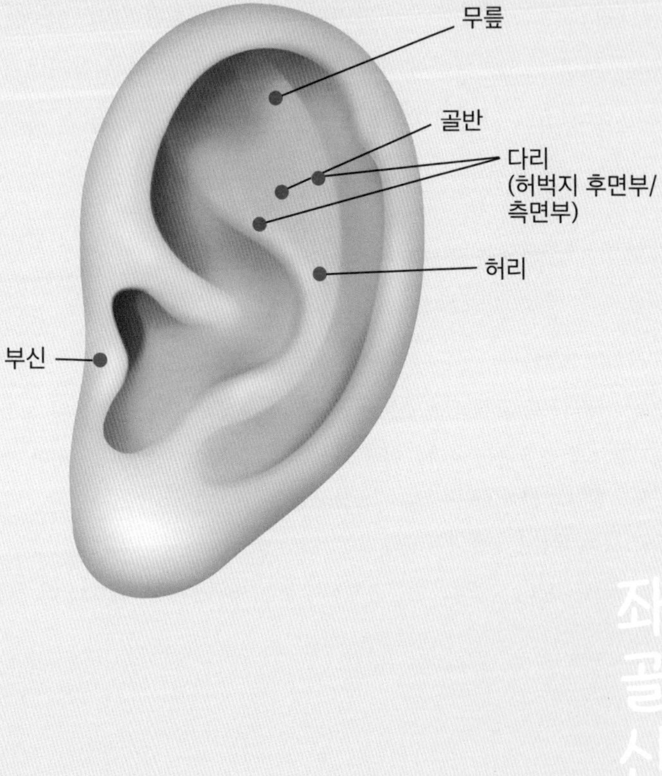

좌골신경통

45 허리디스크

추간판탈출증이라고도 한다. 추간판 속에 있는 수핵이 섬유조직에서 빠져나와 신경을 압박하는 질환이다. 극심한 요통과 다리 저림을 유발한다. 보통 4~5번 요추에서 가장 많이 생기며, 이 경우 엄지발가락 쪽으로 통증이나 감각의 무뎌짐이 느껴진다. 5번 요추-천추 사이에 생긴 디스크는 새끼발가락 쪽으로 통증을 느낀다.

증상 키워드	생활 통증, 만성 통증, 신경통
귀 혈자리	뒷목, 등, 허리, 무릎, 골반

좋은 음식과 생활습관

- 홍화씨: 골다공증, 골절, 근육 염좌에 효과가 좋다. 가루와 환 형태로 먹어 보자.
- 숙지황: 허리와 무릎이 시리고 아플 때 먹으면 좋다. 혈액순환을 개선하며 간 건강에도 좋다고 알려졌으며 신장 기운을 북돋는다.
- 두충: 요통, 무릎통에 효과가 있다.
- 마늘: 유황 성분이 신경통과 염증을 완화해 주며, 혈액순환 장애를 개선해 준다.

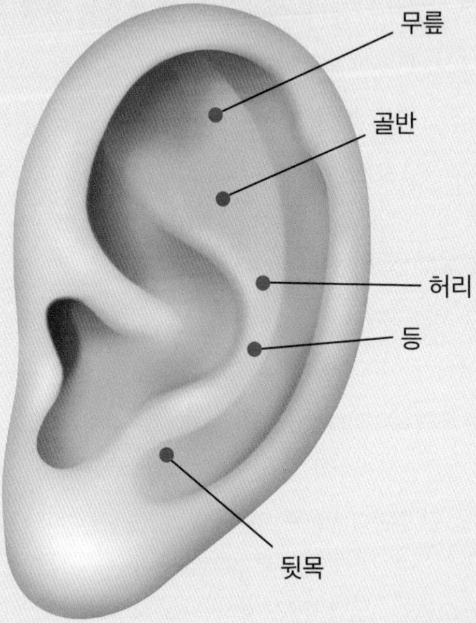
무릎
골반
허리
등
뒷목

46 산후 골반 교정

영양이 부족했던 시절에는 임신하면 잉어, 가물치, 붕어 등을 고아 먹었다. 물론 지금도 많이 찾는다. 이제는 영양 보충과 함께 부기를 빼는 처방, 산후 틀어진 골반을 교정하는 치료를 병행할 필요가 있다. 호르몬 변화에 따른 급격한 체형 변화와 약해진 인대와 틀어진 관절을 바로잡는 것이 급선무다.

증상 키워드	생활 통증, 호르몬 변화
귀 혈자리	부신, 허리, 골반, 자궁, 다리(허벅지 안쪽)

좋은 음식과 생활습관

출산 후 늘어난 관절과 근육을 위해 칼슘, 콜라겐, 오메가 3를 먹자.

- 무화과: 식이섬유와 칼슘이 풍부하고, 출산 후 찾아오는 변비에도 도움을 준다.
- 굴: 타우린, 단백질, 인, 철분이 풍부한 고영양 단백질 보충원이며 무엇보다 소화가 잘된다.

흑염소, 철갑상어 등 고영양 고단백 식품도 좋다.

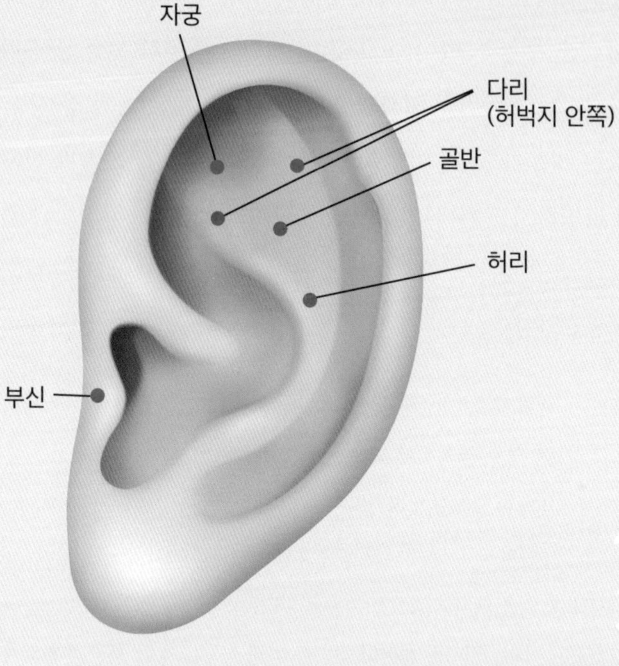
자궁
다리
(허벅지 안쪽)
골반
허리
부신

47 류머티스성 관절염

관절에 다발적으로 염증이 생겨 열감과 통증이 나타나며 식욕 저하, 전신 피로감, 부종, 고열, 몸살, 관절이 저리고 뻣뻣한 증상 등이 다양하게 나타나는 자가면역 질환의 일종이다. 호르몬 교란과 장 기능 저하로 오는 경우가 많고, 여성의 경우 출산 후 요오드 부족과 산후풍 때문에 발병하기도 한다. 관절에만 증상이 있을 때 조기 진단과 적절한 치료를 받지 않으면 폐, 심장, 혈관 등으로 염증이 퍼질 수 있으니 주의가 필요하다.

증상 키워드	생활 통증, 만성 통증, 면역력 저하, 피로, 노화
귀 혈자리	손, 무릎, 알레르기, 부신
귀 마사지	귓바퀴 잡아당겨 펴기(상단과 중간 모두)

좋은 음식과 생활습관

- 산화마그네슘: 뼈의 대사에 중요한 기능을 한다.
- 생강: 매운맛을 내는 진저롤 성분이 강력한 항염 작용을 하며, 통증과 발열을 완화시켜 준다.
- 브라질너트: 염증을 완화하는 항산화제의 하나인 셀레늄이 많이 포함되어 있다.

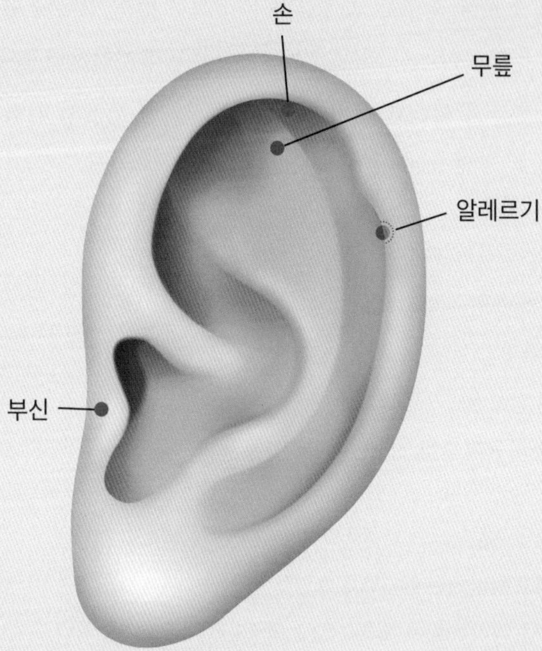
손
무릎
알레르기
부신

48 무릎 통증/무릎 관절염/무릎 저림

허리와 골반의 불균형, 잘못된 걸음걸이, 외상으로 인한 인대나 힘줄 손상, 연골 손상, 류머티스성 관절염 등 아픈 이유가 다양하다. 통증, 저림, 쑤심 등 통증의 형태도 다양하다. 노화로 인한 퇴행성 질환의 발병 확률이 높은 신체 부위가 무릎이다.

증상 키워드	생활 통증, 만성 통증, 노화
귀 혈자리	무릎, 종아리, 골반, 허리

좋은 음식과 생활습관

- 두충: 요통, 무릎통에 효과가 있다.
- 우슬: 무릎과 허리, 등에 좋다. 사포닌 성분이 소염과 진통 작용을 한다. 도라지와 홍삼도 사포닌이 풍부하다.
- 속단: 뼈와 근육을 튼튼하게 하고 종기와 염증을 완화시킨다.
- 황금: 열을 내리고 독을 푸는 청열해독 효과가 있다.
- 마가목: 손, 발, 팔, 다리 저림에 효과가 있다. 혈액순환 개선 효과도 좋다.

신고 있는 신발을 체크해 보자. 신발의 밑창이 어떻게 닳느냐에 따라 본인의 걸음걸이 습관을 확인할 수 있다. 신발 바깥쪽이 많이 닳는 사람은 고관절 주변과 골반 근육이 약해 팔자걸음을 걷게 된다. 허리디스크 같은 근골격계 질환을 유의해야 한다. 신발 안쪽이 많이 닳는 사람은 허벅지와 정강이뼈가 뒤틀려 있거나 평발인 경우가 대부분이다. 안짱걸음을 걷게 되는데, 그러면 무릎 관절에 실리는 몸무게를 분산하기 힘들어져 무릎 통증과 관절염이 발생하기 쉬워진다.

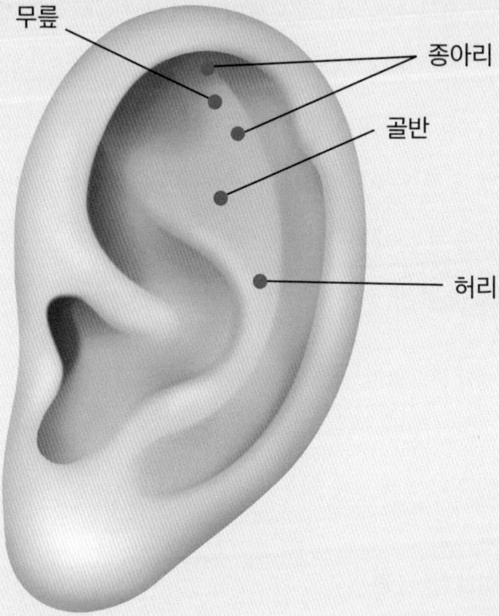
무릎
종아리
골반
허리

49 종아리 통증/종아리 부종

격한 운동으로 근육에 무리가 갔을 때, 수분 부족으로 전해질이 결핍되었을 때, 과도한 음주와 카페인 섭취로 마그네슘이 부족할 경우 등 다양한 이유로 종아리에 통증이 생기거나 붓는다. 당뇨, 신장 질환, 간 질환, 혈액순환이 제대로 안 되는 경우에도 통증이 올 수 있다. 심하면 하지정맥류 등을 의심해 볼 필요가 있다. 허리나 골반, 걷는 습관, 신는 신발 등에 문제가 있는지 체크해 보자. 족탕기나 지압 등으로 다리의 피로를 풀자.

증상 키워드	생활 통증, 피로
귀 혈자리	종아리, 무릎
귀 마사지	귀 상단 당기기: 귀 꼭대기를 스트레칭하는 감각으로 당긴다.

좋은 음식과 생활습관

- 레드비트: 빈혈과 혈액순환에 좋은 슈퍼 푸드.
- 홍화씨: 골다공증, 골절, 근육 염좌에 효과가 좋다.
- 로즈마리: 심신의 안정과 진정, 신경통과 두통 완화의 효과가 있다.

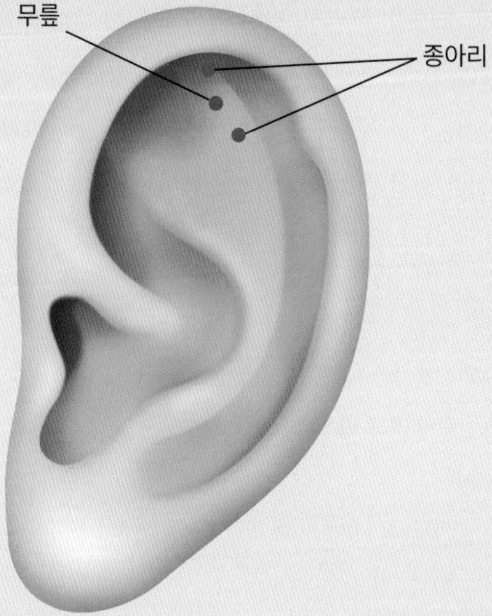

종아리 통증/종아리 부종

50 다리 경련

다리에 예리한 통증, 마비 증상 등이 갑작스럽게 나타나며, 자다가 깨는 경우도 있다. 종아리, 허벅지, 발의 아치 등에서 증상이 나타난다. 미네랄과 비타민 부족, 전해질 이상, 알코올과 카페인의 과량 섭취, 젖산의 축적, 근육 손상 등이 주원인이며, 발목과 무릎, 허리가 안 좋을 경우 다리 전반에 경련이 나타나기도 한다. 발과 발가락에 경련이 생기는 경우도 매우 흔하다.

증상 키워드	생활 통증, 근육통, 피로
귀 혈자리	발목, 무릎, 허리
귀 마사지	귀 상단 당기기: 귀 꼭대기를 스트레칭하는 감각으로 당긴다.

좋은 음식과 생활습관

바나나, 아보카도, 카카오닙스, 아몬드 등 마그네슘이 풍부한 음식이 좋다. 약국에서 파는 마그네슘 영양제를 사서 먹자.

- 이온 음료: 열 경련으로 종아리와 다리가 아프면 이온 음료를 먹자. 손실된 수분과 전해질을 보충해 준다.
- 백출: 관절, 근육, 팔다리가 쑤시고 아프고 결리는 증상을 완화해 준다.
- 천마: 진정 작용과 진경 작용을 한다.

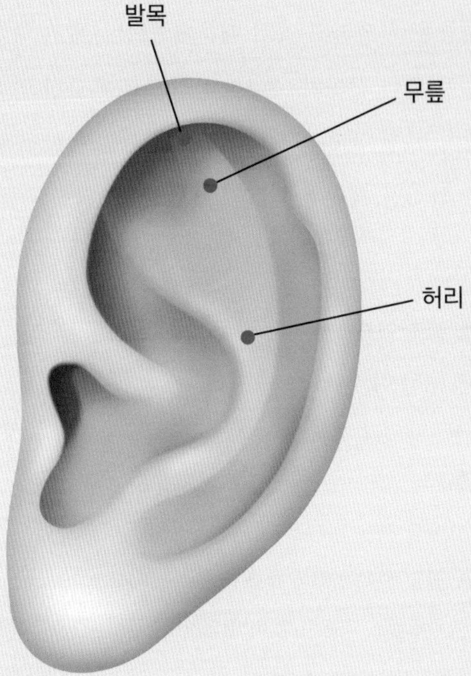

다리 경련

51 발목 통증

발목은 몸의 하중을 지탱하고 있기 때문에 평상시에도 꽤 무리하고 있는 부위다. 혈관 관련 질환이 아니라 운동으로 삐끗한 염좌성 질환의 경우라면 테이핑, 침, 파스, 물리 치료 등의 다양한 방법을 모두 동원하면 낫는다. 하지만 제대로 치료하지 않으면 만성 통증이 될 수 있다.

증상 키워드	생활 통증, 염좌, 피로
귀 혈자리	발목, 허리, 위장*
귀 마사지	귀 상단 당기기

좋은 음식과 생활습관

- 황금: 열을 내리고 독을 푸는 청열해독 효과가 있다.
- 홍화씨: 골다공증, 골절, 근육 염좌에 효과가 좋다.

바나나, 아보카도, 카카오닙스, 아몬드 등 마그네슘이 풍부한 음식을 먹자.

*위장을 자극하는 것이 의아할 수 있지만 이는 염좌성 질환에 특히 효과가 좋다.

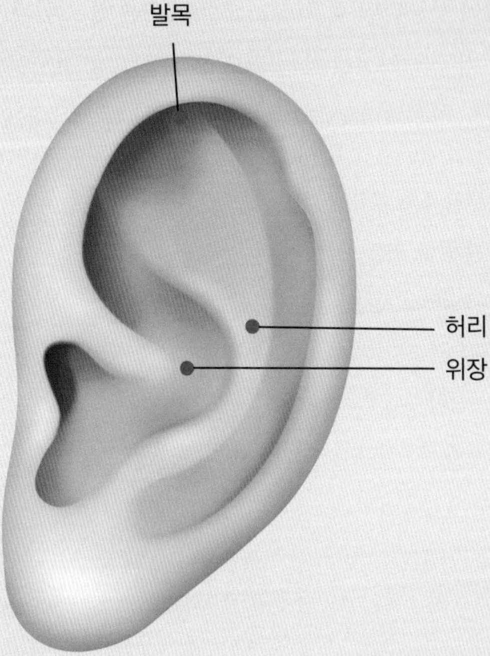
발목
허리
위장

52 발 부종

손과 발이 같이 붓는다면 질병(당뇨, 고혈압 등)을 앓고 있기 때문이다. 위장과 신장 기능을 의심해 보는 것도 좋다. 근육을 과도하게 사용하여 부기가 있는 경우라면 발목을 함께 지압하면서 마사지해 주자.

증상 키워드	생활 통증, 염좌, 피로
귀 혈자리	발목, 발, 위장, 신장
귀 마사지	귀 상단 당기기

좋은 음식과 생활습관

- 강낭콩: 아미노산이 체내의 독소와 나트륨 배출에 도움을 준다.
- 율무: 신장에 좋은 대표적인 음식으로 이뇨 작용을 도와 부기를 뺀다.

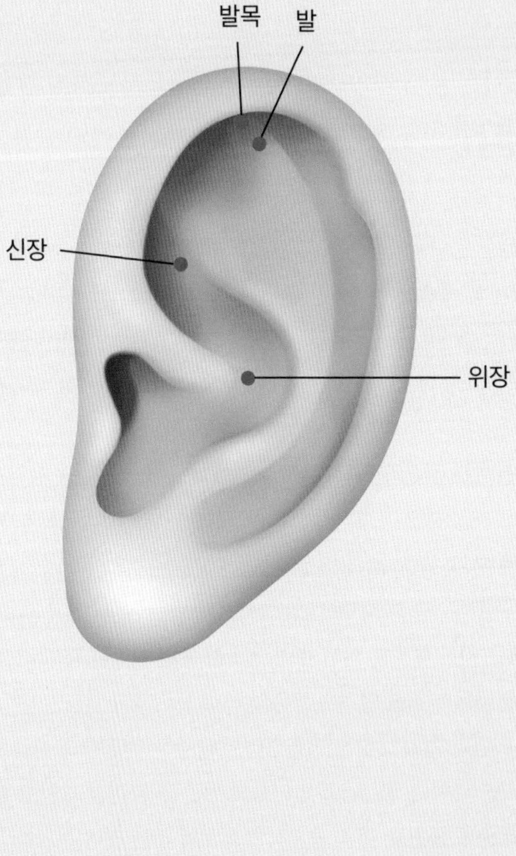
발목
발
신장
위장

소소한 이야기 #12

어디가 아픈지 아는 게 먼저다!

척추계에 있는 뒷목은 등으로 이어지는 부근의 목 뒤쪽을 말한다. 다음에 이어지는 '견비계/경항계'의 뒷목은 어깨로 이어지는 목의 뒤쪽이다. 우리가 흔히 어깨가 결려 고생하는 부위는 대다수 승모근(僧帽筋), 목과 어깨를 잇는 근육인 경우가 많다. 승모근이 솟아오르면 목과 등, 어깨에 통증이 생기며 어깨선이 고르지 못하게 된다.

골반과 척추가 틀어진 경우라면 턱관절에도 이상이 생기기 쉽다. 턱관절은 우리 몸의 유일한 양측성 관절로 좌우 턱관절이 서랍식으로 함께 움직인다. 염증이나 탈구 등으로 부기, 통증, 뼈가 어긋나 있는 것 같은 소리 등이 만성적으로 나타나기 쉽다.

일반적인 근육통은 아픈 부위를 만져 보면 근육이 뭉쳐 있고 통증이 바로 느껴진다. 그러나 신경통은 부위를 만져도 통증이 전혀 느껴지지 않지만 몸 내부에서 찌르는 듯한 느낌과 함께 돌발적인 통증이 나타난다. 관절통과 신경통은 증상이 한번 나타나면 악화되기도 쉽고 만성화되기도 쉽다. 한방과 양방 진료를 동시에 받으며 통증을 줄이고, 몸의 근본적인 치료를 하는 것이 중요하다.

오가피는 뼈와 근육이 만들어지는 성장기 아이들, 중·장년층의 혈액순환 개선, 관절염과 신경통에 효능이 좋은 약재다. 보통 40대 이후부터 근육량은 매년 1%씩 감소한다고 본다. 동시에 허벅지와 엉덩이 근육이 줄어들고, 뱃살이 늘어난다. 오가피는 근육과 인대를 튼튼하게 하여 통증과 저림을 완화해 준다. 뜨거운 성질의 약재로 즙을 내어 먹거나 차로 끓여 마시거나, 환으로 된 제품을 먹어도 좋다. 단, 체질에 맞지 않는다고 느껴지면 갈근(칡)을 먹자.

두충은 통증 완화에 도움이 되며, 신장 기능을 좋게 하고, 혈압을 정상적으로 유지시킨다. 만성적인 허리 통증이 있으면 두충을 차로 끓여 꾸준히 마셔보자.

우슬은 쇠무릎이라고 하는데, 허리부터 하체의 뼈와 관절 질환에 매우 좋은 약재다. 무릎이 시큰거리거나 통증이 있을 때 먹자. 신경통, 타박상 등의 통증 완화에도 효과가 있다.

약재의 맛이 거슬리면 오가피, 두충, 우슬과 함께 대추나 배, 생강, 꿀 등을 넣어 끓여 마시자. 관절 건강과 통증을 잡을 뿐 아니라 남성 정력이나 여성 건강에도 좋다.

견비계

어깨
팔꿈치
손목
손가락

경항계

뒷목
어깻죽지
쇄골

CHAPT

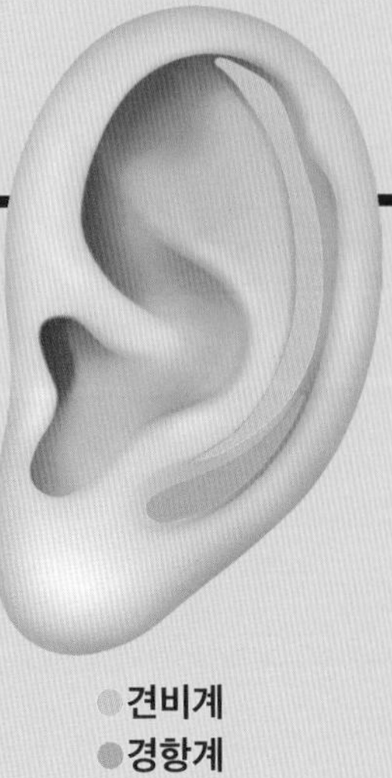

뒷목과 어깨의 경계는? 도대체 어깨는 어디까지일까? 척추, 견비, 경항계는 유기적이어서 한 곳이 무너지면 다른 곳에도 이상증상이 나타난다. 턱 - 뒷목 - 등과 어깨 - 허리 - 골반 - 무릎으로 이어지는 통증은 팔과 다리로 연결된다. 허리디스크의 경우 다리가 함께 아프고 저리지만, 목디스크의 경우에는 팔과 손가락이 저리고 아프다.

E R . 0 7

53 VDT 증후군(눈, 어깨, 목)

스마트폰이나 키보드, 모니터 등을 지나치게 오래 사용하여 생기는 그야말로 현대인의 질병이다. 눈의 피로, 안구건조는 물론 어깨, 목, 손목 통증, 거북목 모두 VDT 증후군에 포함된다. 소화불량, 만성피로 등 복합적인 증상을 가져오니 평소 자세를 바르게 하고 스트레칭을 습관화해야 한다. 눈의 피로를 푸는 것이 의외로 중요하다.

증상 키워드	생활 통증, 만성 통증, 피로, 신경통
귀 혈자리	등, 어깨, 뒷목, 눈, 간

좋은 음식과 생활습관

- 베타카로틴: 눈에 좋은 성분으로 녹황색 채소와 과일에 많이 들어 있다. 당근, 고구마, 시금치, 케일, 순무 등을 꾸준히 먹으면 유해산소를 제거하고, 눈 건강에 도움이 된다.
- 우슬: 무릎과 허리, 등에 좋다. 사포닌 성분이 소염과 진통 작용을 한다. 도라지와 홍삼도 사포닌이 풍부하다.
- 홍화씨: 골다공증, 골절, 근육 염좌에 효과가 좋다.
- 철갑상어: 콜라겐, 콘드로이친, 글루코사민, 오메가 3가 풍부하다.

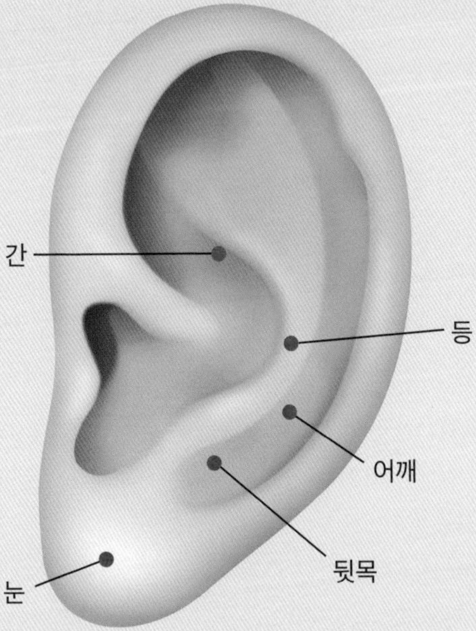

VDT 증후군

54 목디스크

목디스크는 허리디스크만큼이나 흔한 증상이지만 치료받는 타이밍을 놓치기 쉽다. 일상생활이 어려울 정도의 통증이 아니거나, 치료를 받아도 재발하기 쉬우며, 목 이외에 다른 부위에도 통증이 나타나기 때문에 목디스크 진단을 받기까지 오래 걸린다. 방치하면 어깨 결림과 뻐근함은 물론 두통과 소화불량까지 나타날 수 있다.

증상 키워드	생활 통증, 만성 통증, 피로, 신경통
귀 혈자리	뒷목, 어깨, 팔, 뒷목 부위

좋은 음식과 생활습관

- 두충: 요통, 무릎통에 효과가 있다.
- 우슬: 무릎과 허리, 등에 좋다. 사포닌 성분이 소염과 진통 작용을 한다. 도라지와 홍삼도 사포닌이 풍부하다.
- 속단: 뼈와 근육을 튼튼하게 하고 종기와 염증을 완화한다.
- 황금: 열을 내리고 독을 푸는 청열해독 효과가 있다.

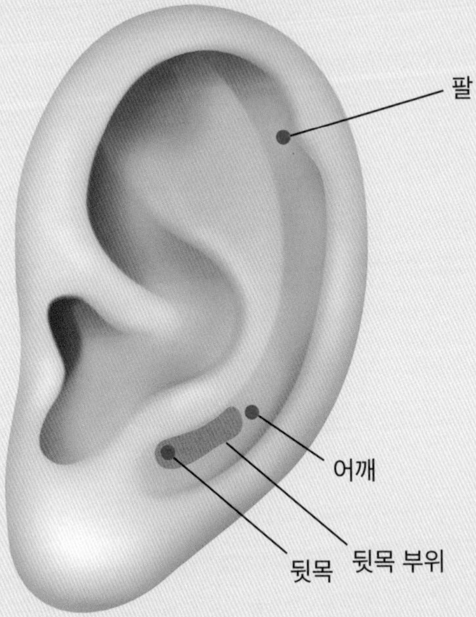
팔
어깨
뒷목
뒷목 부위

55 어깨 통증/오십견

어깨 근육이 뭉치면 턱관절에서 어깨 순서로 통증이 나타난다. 당뇨가 있거나 대장 기능이 좋지 않아도 어깨 통증을 느끼는 경우가 많다. 오십견은 번갈아 한 쪽씩 통증이 나타난다. 원인은 명확하지 않지만, 장기간 통증이 지속되는 경우가 있어, 어떻게 통증을 관리하느냐가 관건이다.

증상 키워드	생활 통증, 만성 통증, 피로, 노화
귀 혈자리	부신, 뒷목,어깨 1, 어깨 2(어깨와 팔). 어깨 3(어깨와 목), 대장

좋은 음식과 생활습관

- 유산균, 식이섬유: 위장이 편안해지면 근육 결림과 통증을 덜 수 있다.
- 갈근(칡): 간의 피로 회복, 허리 근육 염좌에 좋다.
- 글루타치온 링거: 미백주사로 알려져 있지만 항산화, 항노화, 항염, 진통 작용을 한다.
- 철갑상어: 콜라겐, 콘드로이친, 글루코사민, 오메가 3가 풍부하여 근육통과 관절염에 좋다.
- 강황: 커큐민 성분이 항염 작용, 소염 작용을 한다.

어깨 통증/오십견

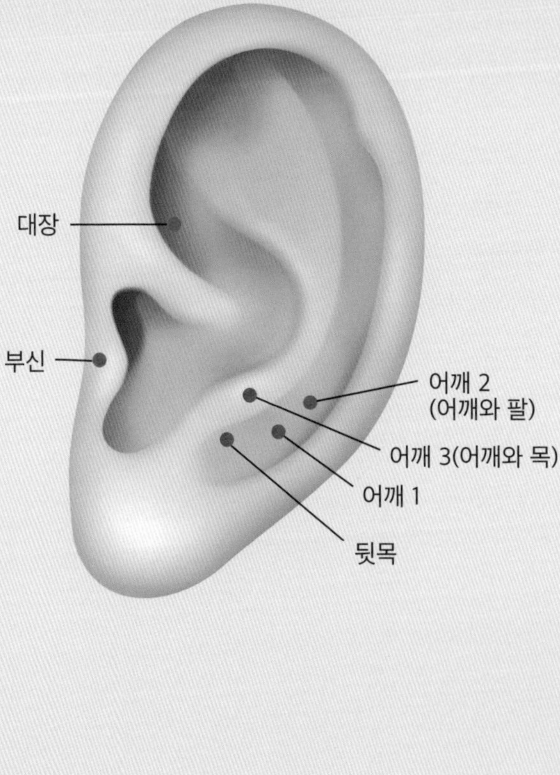

56 팔꿈치 통증(테니스 엘보)

테니스 엘보, 골프 엘보라고도 하며 팔을 많이 사용하는 경우에 주로 나타난다. 무리한 팔 사용으로 통증이 오는데 뒷목과 어깨의 혈이 막혀 있는 경우 팔꿈치까지 아플 수 있다.

증상 키워드	생활 통증, 만성 통증, 피로
귀 혈자리	팔꿈치, 뒷목, 어깨 2(어깨와 팔)

좋은 음식과 생활습관

- 갈근(칡): 간의 피로 회복, 허리 근육 염좌에 좋다.
- 철갑상어: 콜라겐, 콘드로이친, 글루코사민, 오메가 3가 풍부하여 관절염과 근육 통증에 좋다.
- 강황: 커큐민 성분이 항염 작용, 소염 작용을 한다.

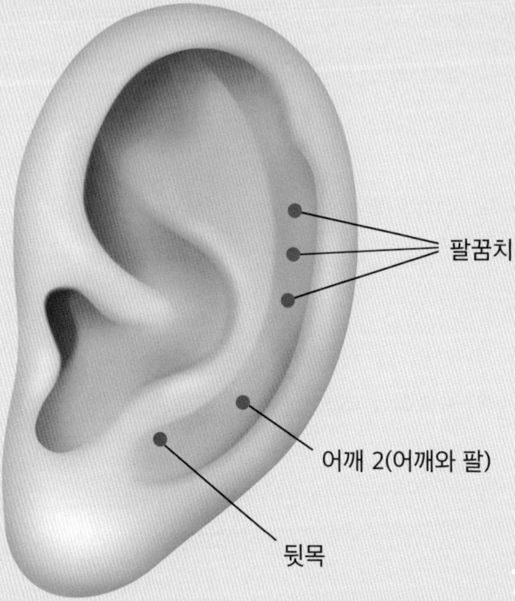

팔꿈치 통증

57 팔 저림

주원인은 목 디스크인 경우, 어깨가 뭉쳐서 오는 경우, 어깨나 팔꿈치에서 오는 경우로 나눠 볼 수 있다. 저리거나 마비감, 전기가 찌릿 통하는 느낌, 심한 통증까지 느낀다. 정형외과, 재활의학과, 한의원 등에서 근육의 문제인지, 신경이 눌린 건지 정확한 진단을 받자.

증상 키워드	생활 통증, 피로
귀 혈자리	팔꿈치, 뒷목, 어깨 부위

좋은 음식과 생활습관

- 마가목: 손, 발, 팔, 다리 저림에 효과가 있다. 혈액순환 개선을 돕는 약재다.
- 당귀: 혈액순환을 개선한다.

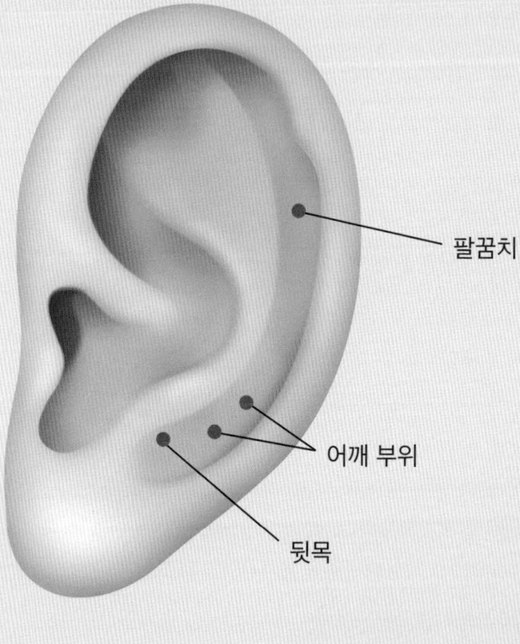
팔꿈치
어깨 부위
뒷목

58 손목 통증(터널증후군)/손목 저림

VDT 증후군과 같이 손목의 과도한 사용에서 오는 증상으로, 만성이 되기 쉬우니 주의해야 한다. 예전에는 직장인, 주부, 미용사 등의 직업병이었지만 최근에는 스마트폰 사용으로 많은 사람이 겪는 흔한 증상이 되었다. 팔꿈치에서부터 오는 흐름을 좋게 하면 손목이 많이 편해진다.

증상 키워드	생활 통증, 피로
귀 혈자리	손목, 팔, 뒷목, 위장

좋은 음식과 생활습관

- 마가목: 손, 발, 팔, 다리 저림에 효과가 있다. 혈액순환 개선을 돕는다. 종합 영양제라고 할 만큼 비타민 B_1, B_2, B_6, C, E뿐만 아니라 아연, 엽산, 인, 철분, 칼륨, 칼슘, 나이아신 등이 풍부하여 피로회복과 항산화 작용을 한다. 우리 몸 세포의 에너지 생성에 역할을 하는 영양 성분이 풍부하여 무력감, 의욕 저하, 면역력 개선에도 도움이 된다. 또 면역력을 증가시키고 류머티스 관절염 등에도 좋다.
- 철갑상어: 콜라겐, 콘드로이친, 글루코사민, 오메가 3가 풍부하여 관절 건강에 좋다.
- 강황: 커큐민 성분이 항염 작용, 소염 작용을 한다.

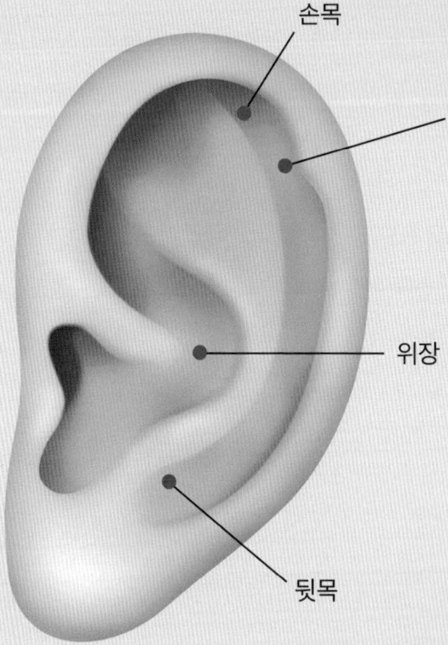
손목
팔
위장
뒷목

59 손가락 통증/손가락 저림

손가락건초염 증상과 유사하며, 손목 통증과 마찬가지로 전자기기의 과도한 사용, 손가락 마디에 가해지는 무리한 압력, 인대 손상 등으로 증상이 악화될 수 있다. 초기 증상이 나타날 때 바로 전문의의 도움을 받자.

증상 키워드	생활 통증, 만성 통증, 피로,
귀 혈자리	손, 손목, 어깨, 뒷목

좋은 음식과 생활습관

- 마가목: 손, 발, 팔, 다리 저림에 효과가 있다. 혈액순환 개선을 돕는다. 종합 영양제라고 할 만큼 비타민 B_1, B_2, B_6, C, E뿐만 아니라 아연, 엽산, 인, 철분, 칼륨, 칼슘, 나이아신 등이 풍부하여 피로회복과 항산화 작용을 한다. 우리 몸 세포의 에너지 생성에 역할을 하는 영양 성분이 풍부하여 무력감, 의욕 저하, 면역력 개선에도 도움이 된다. 또 면역력을 증가시키고 류머티스 관절염 등에도 좋다.
- 철갑상어: 콜라겐, 콘드로이친, 글루코사민, 오메가 3가 풍부하여 관절 건강에 좋다.
- 강황: 커큐민 성분이 항염 작용, 소염 작용을 한다.

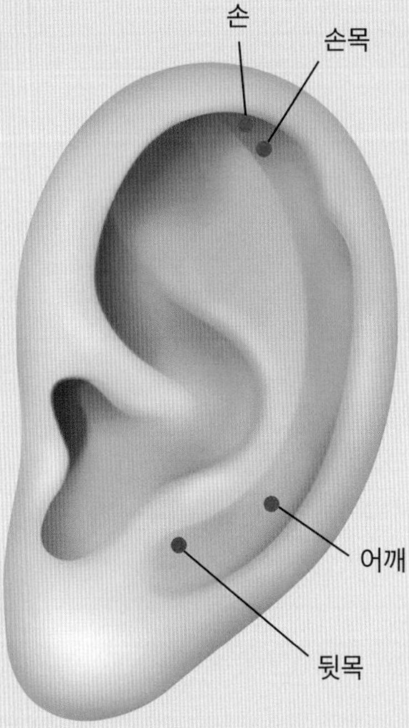
손
손목
어깨
뒷목

소소한 이야기 #13

불로장생하려면 관절염 치료부터!

중국 당나라 말기에 유사정(劉士政)이라는 군벌이 있었다. 유사정의 형은 오랫동안 사지 관절이 부어오르고, 심한 통증으로 고생하며 제대로 걷지도 못했다. 온갖 좋다는 약재를 다 찾아보고, 명의를 청해 진찰을 해 보아도 증상은 나아지지 않았다. 형을 걱정하다 잠든 유사정의 꿈에 수염이 긴 노인이 나타나 '호왕사자'로 술을 만들어 마시면 몇 개월 지나지 않아 좋아질 것이라고 말했다.

호왕사자(胡王使者)는 오랑캐 호(胡)에서 알 수 있듯 오랑캐의 왕(王)이 보낸 공식 사자(使者)의 명칭으로, 호왕사자라는 이름 자체는 효력이 강력하다는 뜻이다. 이 호왕사자가 바로 강활(羌活)이라고 하는 약초다.

강활에는 거풍습(祛風濕), 즉 풍과 습을 제거하는 효능이 있다. 또 몸의 통증과 머리 아픈 증상에 좋고 근육과 뼈를 튼튼하게 한다. 강활의 법제(약의 성질을 그 쓰는 경우에 알맞게 바꾸기 위해 정해진 방법대로 가공·처리)에 주세강활(酒洗羌活)이라고 하여 깨끗한 것들을 골라 술로 씻는 방법이 있다. 강활을 무작정 달여 먹는 것이 아니라 더 좋은 효과를 내기 위해 술로 법제를 하는 것이다.

한의학에서 관절의 통증을 풍습(風濕)이라고 한다. 풍과 습이 공격하면 관절에서 열이 나고, 당기면서 아프고, 손을 대면 통증이 극심해진다. 풍이 지나치면 숨이 짧아지고 바람을 싫어하고 옷을 두껍게 입는다. 습이 지나치면 소변이 잘 나오지 않고 몸이 붓는다. 풍과 습 때문에 온몸이 아플 때는 땀을 내서 풀어

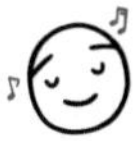

야 한다. 한 번에 땀을 확 내면 풍 기운은 제거되지만 습 기운이 남아 있게 되므로 조금씩 저절로 땀이 나게 해야 풍습을 모두 제거할 수 있다.

《본초강목》에는 "백절통(百節痛)은 강활 없이는 다스릴 수가 없다. 강활은 기가 웅대하고, 독활은 기가 세미하여 다 같이 풍을 다스리는 데 표리가 다르다"고 기록되어 있다. 여기서 백절통은 관절염을 말한다. 관절염은 불로장생에 큰 적이다. 황금·두충·우슬·속단·가시오가피 등 관절에 좋은 약재가 많다. 우선 강활로 관절을 다스리자.

소화계

입
식도
위장
십이지장
소장
대장
항문

CHAPT

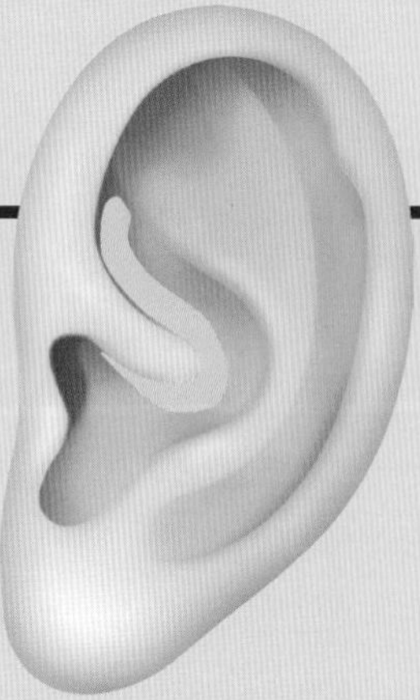

입에 들어간 음식물은 이로 씹어서 거칠게 1차 분쇄된 상태로 식도를 거쳐 위에 도달한다. 위에서는 믹서기처럼 음식물을 2차 분쇄하고, 십이지장은 위장에서 온 죽을 일종의 영양분으로 만든다.

소장은 마치 물류센터처럼 우리 몸 이곳저곳에 영양분을 보내고, 대장은 재흡수를 통해 영양분과 찌꺼기를 구분해 방광과 항문 등으로 보낸다. 마치 축구의 연계 플레이를 보는 듯하다! 각자 맡은 바 임무를 잘하도록 뒤를 받쳐 줄 가장 좋은 방법은 '잘 먹는 것'이다. 그리고 '잘 배출하는 것'까지!

ER.08

60 구내염

입안에 발생하는 염증성 질환을 통틀어 구내염*이라고 한다. 바이러스 감염, 비타민과 철분 결핍, 면역력 저하, 위장 장애, 스트레스, 구강 내 위생 불량 등 다양한 원인이 있다.

증상 키워드	면역력 저하, 피로, 스트레스, 위장 질환
귀 혈자리	입, 안면, 신문
좋은 음식과 생활습관	

- 프로폴리스: 진통 효과가 있는 천연 항생제로 염증 부위의 항균에도 도움이 된다. 구내염이 잦고 심한 사람은 스프레이 형태의 프로폴리스를 가지고 다니며 수시로 뿌려 주자.
- 꿀: 피로 회복과 면역력 증진에 도움이 된다. 그냥 먹어도 좋고 도라지·생강·모과·유자 등과 함께 꿀차로 만들어 마셔도 좋다.
- 비타민 B군: 세포 재생을 돕고 피부와 손톱과 발톱, 머리카락의 재생과 성장을 돕는다. 부족하기 쉬운 비타민이므로 영양제로 챙겨 먹자.

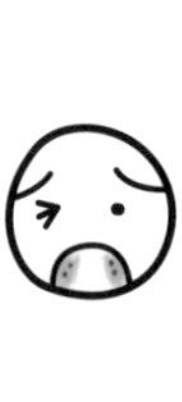

*구내염이 한 번에 여러 군데 생기는 사람이 있다. 약국에서 파는 알보칠 등을 환부에 바르는 사람도 있지만, 아파서 시도조차 못하는 경우라면 가글 형태의 리스테린을 추천한다. 알보칠보다는 덜 아프다. 습관적으로 입안을 헹궈 내면 소독과 항균에 좋다. 프로폴리스 스프레이 등을 뿌리는 것도 좋다.

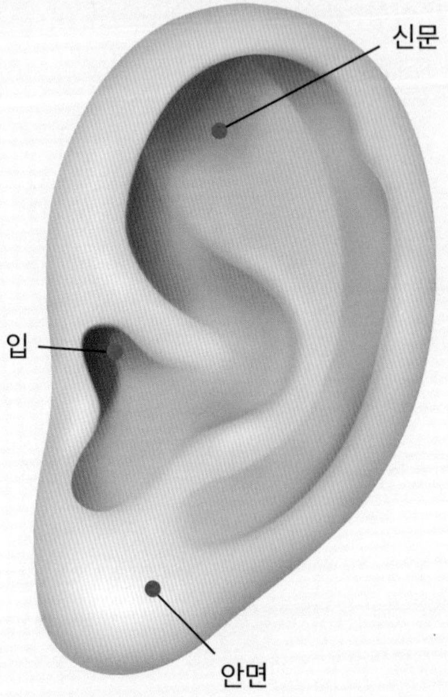
신문
입
안면

61 구토

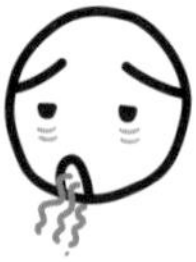

위(胃)의 내용물이 식도와 입을 거쳐 역류해 나오는 증상이다. 불쾌감, 호흡과 맥박 이상, 침 분비 증가, 식은땀 등의 증상이 동반된다. 과음, 피로, 입덧 등이 원인인 일시적인 경우도 있지만 급성 위염, 위궤양, 급성 장염, 담석증, 뇌종양 등 다른 질환 때문에 구토를 하는 경우도 있다.

증상 키워드	스트레스, 위장 질환
귀 혈자리	위장, 간, 식도

좋은 음식과 생활습관

- 매실: 대표적인 알칼리 식품이다. 위산 조절·구토·과식·배탈·소화불량에 효과가 있다.
- 모과와 꿀: 모과의 유기산과 사과산이 신진대사를 활발하게 하고 기침과 구토를 멎게 한다. 꿀에 절여 모과차로 즐겨도 좋다.
- 맥문동: 기관지에 좋으며 강장 작용을 하기 때문에 구토 후 피로감 해소에 좋다.
- 이온 음료: 우리 몸의 전해질 대사를 돕는다. 설사·장염, 구토 시 조금씩 마시면 좋다. 가끔 구토가 심하면 이온 음료가 너무 역하게 느껴질 때가 있다. 그럴 때는 조금 시원하게 해서 빨대로 마시자. 그래도 괴로우면 꿀물을 먹어 보자.

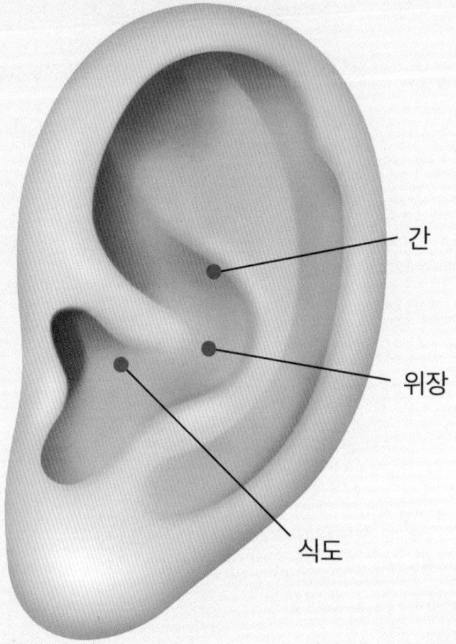
간
위장
식도

62 식도염(역류성)

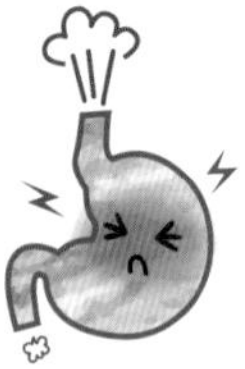

식도염에는 크게 두 가지 원인이 있다. 첫 번째는 잘못된 식습관에서 오는 경우로 기름진 음식, 야식, 빨리 먹는 습관, 음식물 섭취 후 바로 누울 때 생긴다. 두 번째는 피로와 스트레스 등 정신적 요인에서 오는 경우로 신물, 트림, 위산 역류는 물론 가슴 통증이 심한 경우도 있다. 갑자기 가슴이 답답하고 얹힌 것처럼 괴롭다면 다른 것보다 먼저 식습관을 돌아보자.

증상 키워드	생활 통증, 스트레스, 위장 질환
귀 혈자리	위장, 부신(스트레스의 경우)

좋은 음식과 생활습관

- 감자: 위산의 과다 분비를 억제하여 소화와 흡수에 도움을 주고, 타닌 성분이 위에 염증을 유발하는 헬리코박터균을 제거하는 효과가 있다.
- 양배추/적양배추: 비타민 U가 손상된 점막의 재생을 돕고 체내 염분을 배출시키는 효과가 있다. 습관적으로 위염과 식도염으로 고생한다면 양배추를 즙이나 주스 형태로 꾸준히 마시자.
- 마: 소화를 돕는 카탈라아제 성분과 해독 작용을 하는 설포라판 성분이 풍부하게 함유되어 있다.

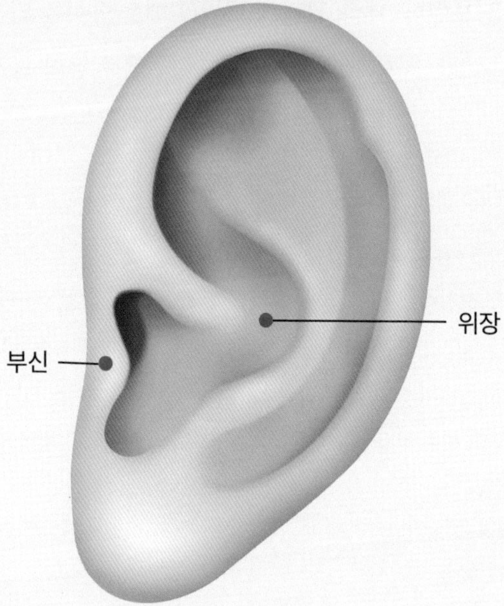
위장
부신

63 위염

위 점막에 염증이 생긴 상태다. 속쓰림, 소화불량, 트림, 구토, 복통 등의 증상을 보인다. 과식, 급하게 먹거나 매운 음식을 먹은 경우, 세균 감염, 약물 알레르기 반응, 스트레스, 흡연, 음주 등이 원인이다.

증상 키워드	생활 통증, 스트레스, 면역력 저하
귀 혈자리	위장, 십이지장, 신문
귀 마사지	귀 꾹꾹 누르기

좋은 음식과 생활습관

- 감자: 위산의 과다 분비를 억제하여 소화와 흡수에 도움을 주고, 타닌 성분이 위에 염증을 유발하는 헬리코박터균을 제거하는 효과가 있다.
- 양배추/적양배추: 비타민 U가 손상된 점막의 재생을 돕고, 체내 염분을 배출시키는 효과도 있다.
- 마: 소화를 돕는 카탈라아제 성분과 해독 작용을 하는 설포라판 성분이 풍부하게 함유되어 있다.
- 생강: 울렁거리는 속을 가라앉히며, 해독 작용을 하므로 습관성 위염이라면 꾸준히 먹는 게 좋다.
- 민들레: 위장 기능의 전반적인 회복을 돕고, 소화력 증진과 속쓰림 개선에 효능이 있다.

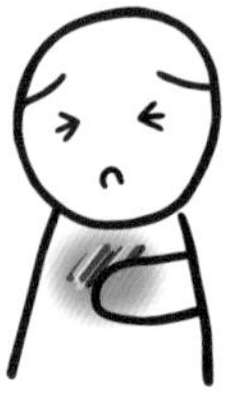

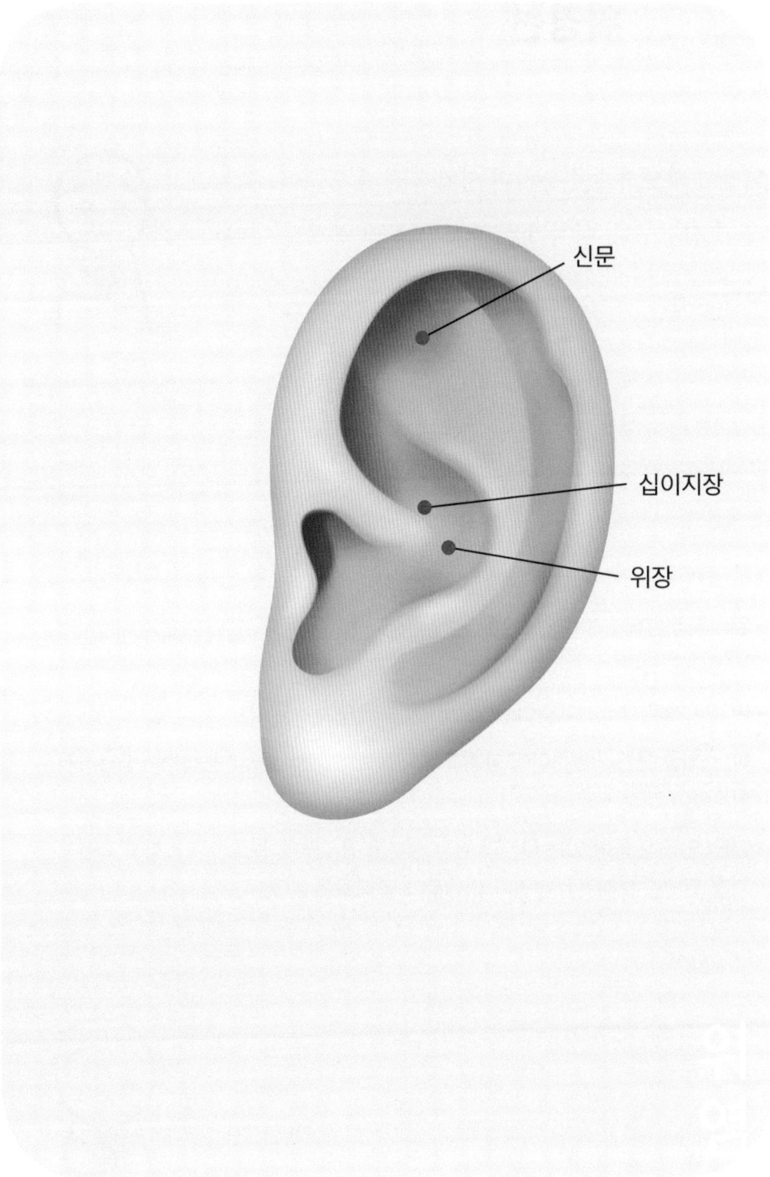
신문
십이지장
위장

64 위경련

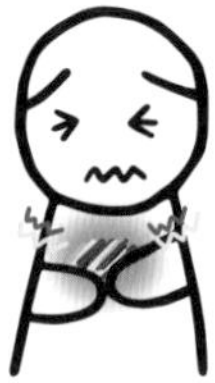

위장이 과도하게 수축하며 명치 부근에 통증이 생긴다. 오심*, 구토, 어지러움, 식은땀 등의 증상도 나타난다. 스트레스, 식습관 이상, 급성 위염, 위궤양, 췌장염, 담석증 등을 원인으로 꼽을 수 있다.

증상 키워드	생활 통증, 급성 통증, 스트레스, 피로, 심신 쇠약
귀 혈자리	위장, 가슴, 폐, 신문
귀 마사지	귀 꾹꾹 누르기

좋은 음식과 생활습관

- 양배추/적양배추: 비타민 U가 손상된 점막의 재생을 돕고, 체내 염분을 배출시키는 효과도 있다.
- 바나나: 펙틴과 마그네슘이 풍부하고, 지친 위를 보호한다.
- 마: 소화를 돕는 카탈라아제 성분과 해독 작용을 하는 설포라판 성분이 풍부하게 함유되어 있다.
- 연근: 연근에 들어 있는 타닌과 뮤신 성분은 위 점막을 보호하고 소화를 촉진시키며, 단백질 분해력을 높인다. 타닌은 소염 작용을 한다.

*위가 허하거나 위에 한, 습, 열, 담, 식체 따위가 있어서 가슴속이 불쾌하고 울렁거리며 구역질이 나면서도 토하지 못하고 신물이 올라오는 증상

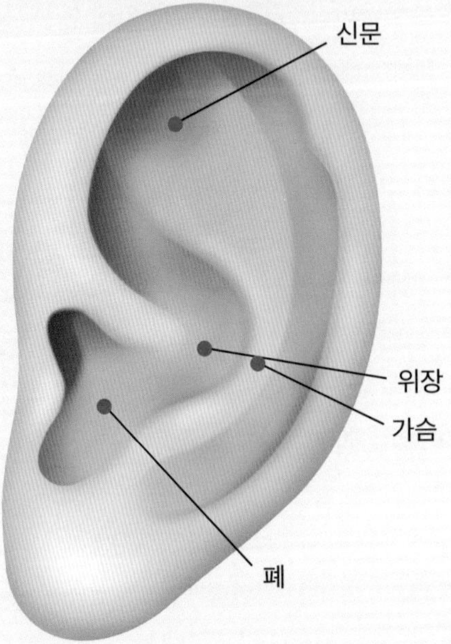
신문
위장
가슴
폐

65 소화불량

위와 십이지장 등의 기능이 저하되어 식후에 포만감이 오랫동안 지속되거나 복부팽만감, 구역질, 트림, 윗배 통증 등의 불쾌감을 동반한다. 위염, 위궤양 등 기질적인 원인이 없는데도 소화불량이 지속될 때에는 소화 기능이 저하되었거나 신경성 요인에서 오는 기능성 소화불량으로 볼 수 있다.

증상 키워드	스트레스, 생활 통증, 만성 통증
귀 혈자리	위장, 소장, 간, 신문
귀 마사지	귀 꾹꾹 누르기

좋은 음식과 생활습관

- 홍삼: 떨어진 기력을 충전하여 식욕이 돌게 하며, 소화계 전반을 보양할 수 있다.
- 토마토: 비타민과 무기질 성분이 위 점막을 보호하고 소화를 돕는다.
- 양배추/적양배추: 비타민 U가 손상된 점막의 재생을 돕고, 체내 염분을 배출시키는 효과도 있다.
- 식초: 유기산이 풍부하여 위액 분비를 촉진한다.
- 민들레: 위장 내 염증을 잡아 주고 각종 위장 질환에 좋은 필수 아미노산이 풍부하다.
- 식혜와 누룽지: 천연 소화 효소가 함유되어 있어 식후에 먹으면 좋다.

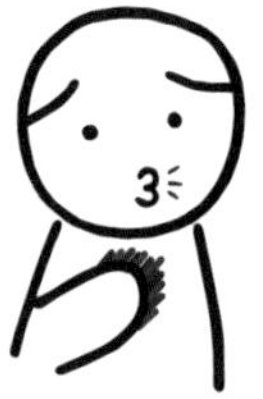

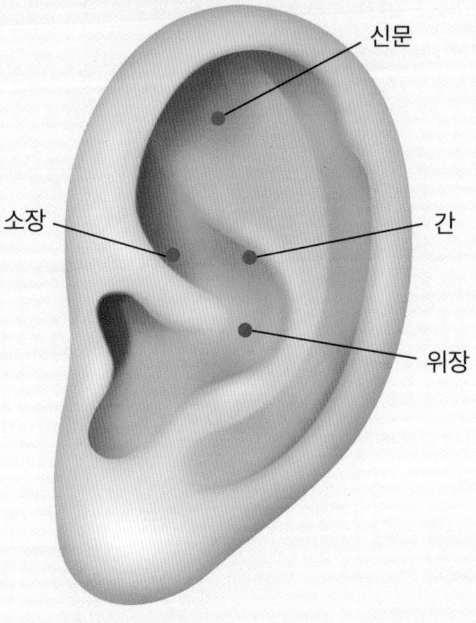
신문
소장
간
위장

66

식욕 부진

식사 욕구가 떨어졌거나 없어진 상태다. 일시적인 경우라면 걱정할 필요가 없지만, 마른기침을 동반하는 무기력함, 우울감 등 다른 증상과 함께 만성화되면 정신과적 상담을 병행할 필요가 있다.

증상 키워드	스트레스, 심신 쇠약, 위장 기능 저하
귀 혈자리	위장, 부신, 신문
귀 마사지	귀 꾹꾹 누르기

좋은 음식과 생활습관

- 홍삼: 떨어진 기력을 충전하여 식욕이 돌게 하며, 소화계 전반을 보양한다.
- 시트러스계 아로마, 오렌지: 특유의 향이 식욕을 촉진한다. 먹는 것도 좋고, 아로마 테라피로 향을 맡는 것도 좋다.
- 감초: 기력이 쇠하고 입맛이 없을 때 감초 달인 물을 먹으면 좋다. 위산 분비를 억제하여 위를 보호하며 튼튼하게 한다.

일시적인 식욕 부진은 큰 문제가 아니다. 먹고 싶은 음식을 찾아 먹자.

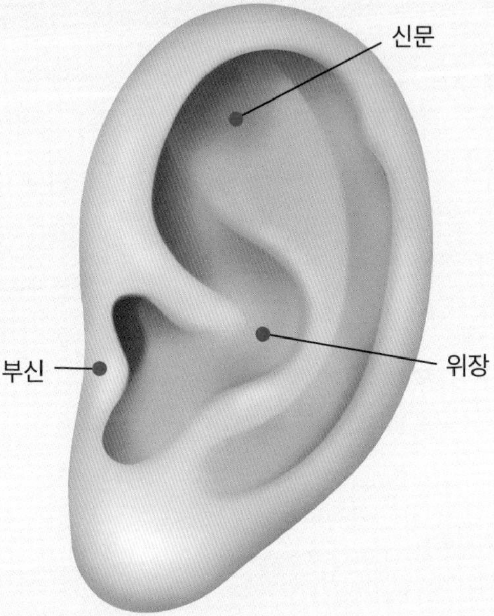
신문
부신
위장

67 부종

얼굴과 손발이 붓는 것을 부종이라고 한다. 얼굴이 붓는 것은 과식 등으로 인한 장 기능 저하, 호르몬 교란, 신장 질환 때문인 경우가 많다. 손이 붓는 것은 대부분 뒷목과 어깨의 순환이 정체되어 나타나며, 발이 붓는 것은 외과적 요인과 내과적 요인이 있다. 타박이나 피로에서 오는 외과적 요인은 비교적 치료가 단순하다. 그러나 내과적 요인은 내분비, 소화계, 견비계, 비뇨계 전반에 걸쳐 있기에 전문의의 진료가 필요하다.

증상 키워드	생활 통증, 위장 기능 저하
귀 혈자리	부신, 손, 발, 안면
귀 마사지	귀 마구 구기기

좋은 음식과 생활습관

- 단호박: 펙틴 성분이 이뇨 작용을 도와준다.
- 영지: 혈관 노폐물을 배출하고, 신진대사를 활성화한다.
- 율무: 신장에 좋은 대표적인 음식으로 이뇨 작용을 도와 부기를 빼는 데 효능이 있다.

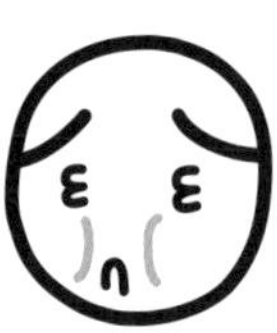

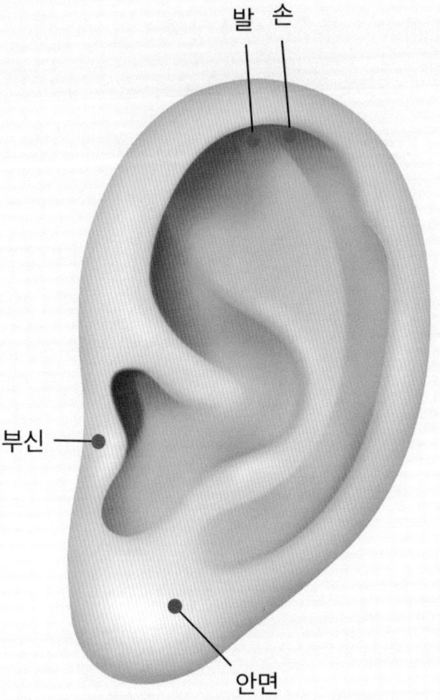

발
손
부신
안면

68 장염

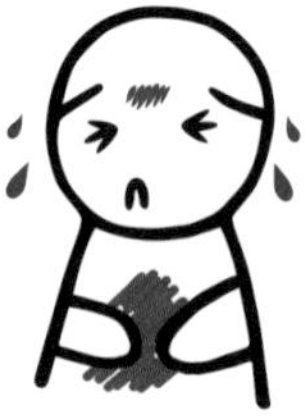

소장과 대장의 점막에 염증이 생긴 상태로 급성과 만성으로 구분할 수 있다. 급성은 폭음이나 폭식 후 배가 차가울 때, 대장균과 바이러스의 감염, 알레르기 등의 원인으로 발병하며 잦은 방귀, 불쾌감, 오심, 구토, 설사, 발열, 탈수 등의 증상이 나타난다. 만성은 급성에 비해 증세는 덜하지만 낫기 어려우며 경과가 길어지면 영양 저하, 전신 쇠약, 빈혈, 탈수 등의 증상으로 고생한다.

증상 키워드	생활 통증, 만성 통증, 급성 통증, 스트레스, 장 질환, 면역력 저하
귀 혈자리	소장, 대장, 십이지장, 위장, 부신
귀 마사지	귀 꾹꾹 누르기

좋은 음식과 생활습관

- 보리차/이온 음료: 설사와 구토 등으로 인한 탈수에 좋다.
- 생강: 장운동을 정상화하여 설사를 치료하고, 진저롤과 쇼가올이 살균 작용을 한다. 꿀과 함께 따뜻한 생강차로 먹어도 좋다.
- 계피: 소화 장애, 복통, 설사, 구토에 효과가 있다.
- 포도: 즉각적으로 당분을 보충해 주고, 탈수 증상에 효과적이다.

녹차, 홍차, 계피, 포도, 감, 연근 등에는 타닌 성분이 많아 정장 작용을 하고, 장 경련을 멈추게 하며, 변의 수분량을 적절히 유지시키는 효능이 있다.

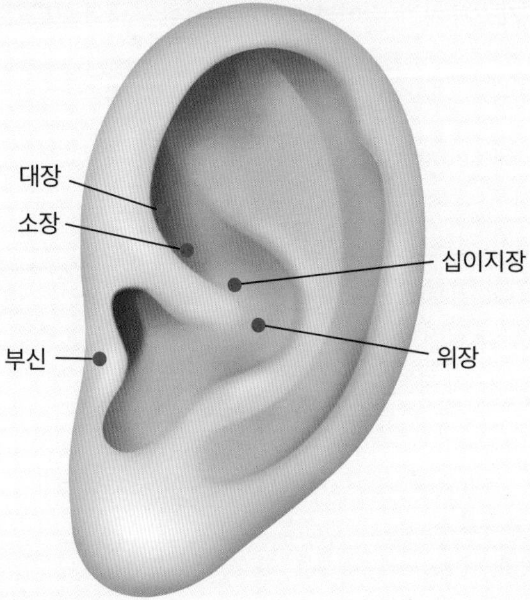
대장
소장
십이지장
부신
위장

69 장 경련

왼쪽 아래 복부에 통증을 격렬하게 유발한다. 장이 딱딱하게 굳어지거나 가스가 차며, 쥐어짜는 듯한 격렬한 통증이 나타난다.

증상 키워드	생활 통증, 급성 통증, 스트레스, 장 질환
귀 혈자리	소장, 대장, 복부, 간, 위장, 부신
귀 마사지	귀 꾹꾹 누르기

좋은 음식과 생활습관

- 보리차/이온 음료: 설사와 구토 등으로 인한 탈수에 좋다.
- 생강: 장운동을 정상화하여 설사를 치료하고, 진저롤과 쇼가올이 살균 작용을 한다. 꿀과 함께 따뜻한 생강차로 먹어도 좋다.
- 계피: 소화 장애, 복통, 설사, 구토에 효과가 있다.
- 포도: 즉각적으로 당분을 보충해 주고, 탈수 증상에 효과적이다.

녹차, 홍차, 계피, 포도, 감, 연근 등에는 타닌 성분이 많아 정장 작용을 하고, 장 경련을 멈추게 하며, 변의 수분량을 적절히 유지시킨다.

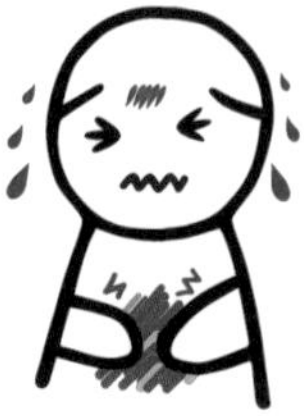

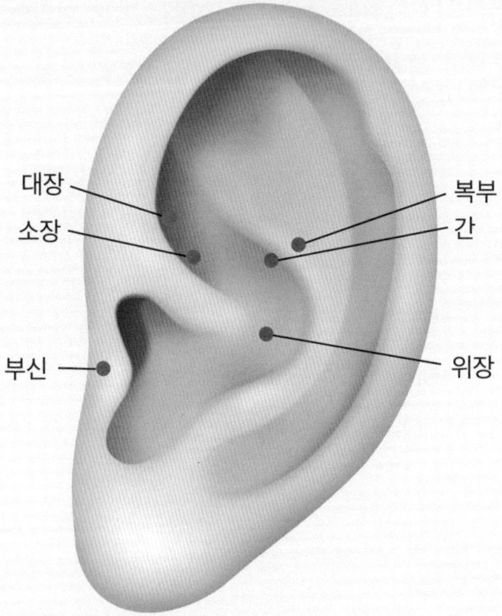
대장
소장
복부
간
부신
위장

70 변비

전 인구의 20% 이상이 변비 증상을 호소할 정도로 흔하다. 여성과 노인에게 더 잘 나타나며, 배변이 3~4일에 한 번 미만인 경우를 변비 증상으로 본다. 복통, 가스, 단단한 변, 배변 횟수 감소, 소화불량, 불완전한 배변, 화장실에 지나치게 오래 있게 되는 등의 증상이 나타난다. 식이섬유 부족, 당뇨, 과도한 다이어트, 운동 부족 등이 원인이다. 심하면 피부 트러블과 치질, 각종 대장 질환의 원인이 되기도 한다.

증상 키워드	생활 통증, 만성 통증, 장 질환
귀 혈자리	대장, 항문, 부신
귀 마사지	귀 꾹꾹 누르기

좋은 음식과 생활습관

- 유산균: 평소에 유산균을 습관적으로 섭취하자. 알약, 분말, 요구르트 등 취향에 따라 고르면 된다.
- 프룬: 건프룬은 쉽게 구할 수 있다. 소르비톨과 식이섬유가 풍부해 변비에 좋다.
- 우엉차: 섬유소가 풍부하다. 다이어트를 한다면 물처럼 마시자.

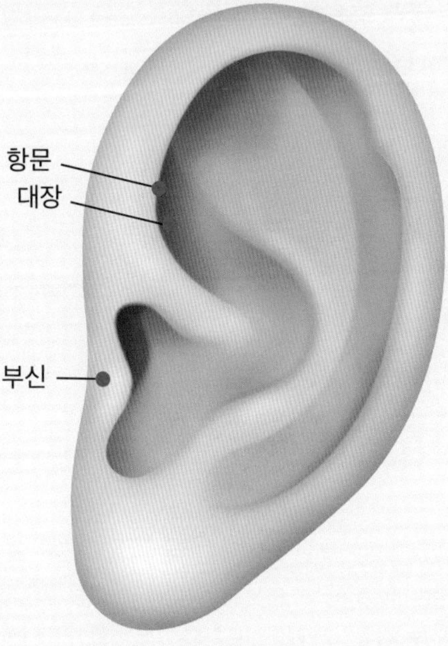
항문
대장
부신

71 설사

변이 무르고 수분이 많으며 잦은 증상이다. 급성 바이러스 감염이나 유당 불내증, 식습관, 호르몬, 약물, 의학적 상태 등 다양한 원인이 존재하며 급성과 만성이 있다.

증상 키워드	생활 통증, 만성 통증, 장 질환
귀 혈자리	대장, 항문, 방광, 신문
귀 마사지	귀 꾹꾹 누르기

좋은 음식과 생활습관

- 홍삼: 비장과 폐에 작용해 온몸을 따뜻하게 하고, 진액을 생성시켜 갈증을 멎게 한다. 설사로 인한 급격한 수분 손실에 좋다.
- 백출: 복통, 황달, 두통, 구토, 설사와 각종 소화 장애에 효능이 있다. 건조시켜 분말 형태로 먹어도 되고, 차로 끓여 먹어도 좋으니 꾸준히 마시자.
- 감잎차: 소화기관의 궤양에 의한 출혈을 멈추는 효능이 있다. 또 타닌 성분이 묽은 변을 멈추게 하니 만성적으로 설사가 나타나는 사람은 꾸준히 따뜻한 감잎차를 마셔 보자. 필자는 감잎차에 페퍼민트차를 함께 배합하여 마신다.
- 따뜻한 보리차: 잦은 설사로 잃기 쉬운 체내 수분을 보충하는 데 좋다. 차갑게 해서 마시기보다는 따뜻하게 해서 마시자.

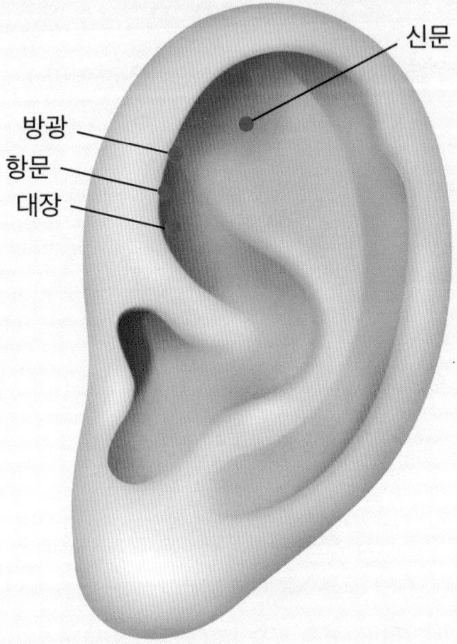
신문
방광
항문
대장

72

과민성대장증후군

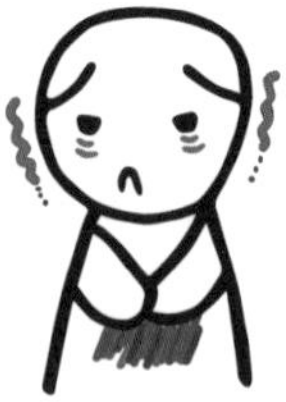

다른 질환이나 해부학적인 이상이 보이지 않는데도 대장 근육의 과민 수축으로 인해 만성 복통, 복부 불쾌감, 배변 장애 등을 동반하는 기능성 장 질환이다. 면역 체계 이상, 장내 미생물 변화, 정신적·사회적 요인, 대장의 운동 이상 등이 원인이다.

증상 키워드	생활 통증, 만성 통증, 스트레스, 장 질환
귀 혈자리	대장, 방광, 항문, 신문, 부신
귀 마사지	귀 꾹꾹 누르기

좋은 음식과 생활습관

- 유산균: 평소에 꾸준히 유산균을 섭취하자.
- 코코넛오일: 코코넛오일의 포화지방산에는 항균성이 있다. 또 비타민, 미네랄, 아미노산 등 다른 영양소의 흡수를 도와 소화기관 기능 향상에 도움이 된다.
- 침향: 침향나무가 해충이나 태풍 등으로 상처를 입으면 그 부분을 치료하기 위해 수액을 분비하는데, 그 수액이 침향이 되기까지는 수백 년에서 수천 년이 걸린다. 침향은 종창 치료, 복통, 구토와 설사에 효능이 있으며 대장이 허해서 생기는 질환에 특히 좋다.

식적이 있는지 확인해 보자(240쪽 참조).

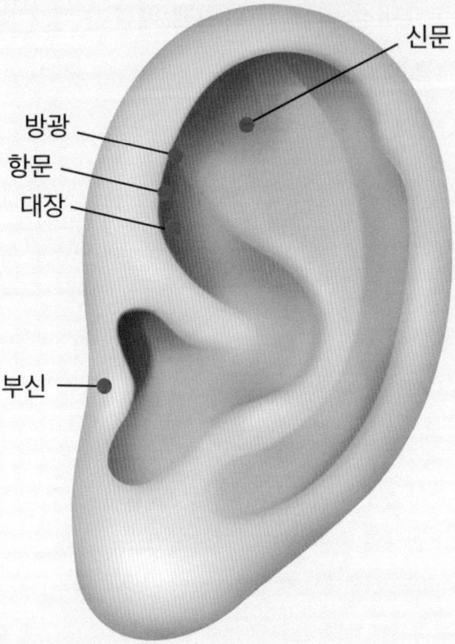
신문
방광
항문
대장
부신

73 치질

의학명은 치핵이다. 항문 주변 혈관과 조직에 피가 몰려 생기는 일종의 정맥류다. 《황제내경》에는 "지나치게 배불리 먹으면 근육과 맥이 이리저리 풀려 장벽(腸癖)을 앓고, 치질(痔疾)이 된다"고 했다. 화장실에 앉아 있는 시간이 길거나, 배변을 위해 힘을 과하게 주었을 때, 변이 항상 딱딱하거나, 섬유질이 부족해서 생기는 원인이 있지만 명확한 것은 진단을 해 봐야 안다. 대장 항문외과의 전문 진료를 받자.

증상 키워드	생활 통증, 만성 통증
귀 혈자리	골반, 방광, 생식기, 항문, 대장

좋은 음식과 생활습관

- 무화과: 단백질 분해 효소 피신이 치질의 어혈을 풀어 준다. 무화과는 원래 소화 보조 작용을 함과 동시에 약한 설사를 유발하기도 하는데, 이는 변을 부드럽게 해 치질의 통증과 배변 곤란 증상을 완화시키기 때문이다.
- 꿀: 비피더스균의 증식을 돕고, 세균을 억제하여 장의 운동을 정상화시킨다.
- 어성초: 요도염, 방광염, 폐렴, 기관지염, 치루, 악창 등 갖가지 염증 질환에 효과적이다.

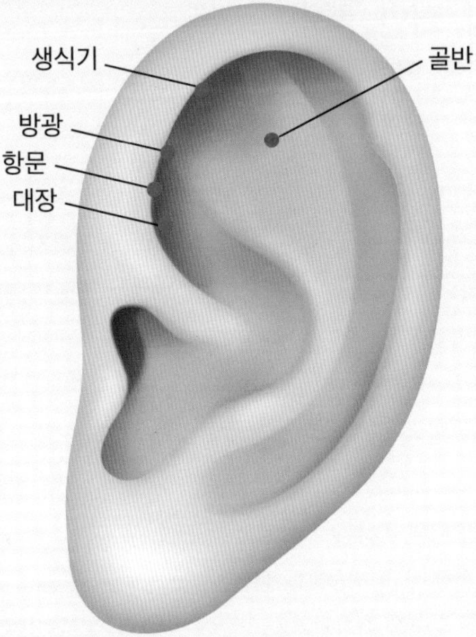
생식기
골반
방광
항문
대장

소소한 이야기 #14

3쾌_쾌식, 쾌변, 쾌면, 그리고 식적 타파!

'100세 건강'을 지키는 가장 중요한 세 가지를 '3쾌'로 정의한다. 단순하게 말해서 잘 먹고, 잘 싸고, 잘 자는 것이다. 말이 쉽지 이 세 가지가 쉽지만은 않다.

첫째, 일반적으로 몸에 해로운 음식이 더 맛있다. 기름진 음식, 탄산음료, 맵고 짠 음식, 밀가루 음식의 유혹을 견뎌 내기란 참으로 어렵다.

둘째, 잘 싸는 것 역시 쉽지 않다. 변비, 설사는 물론이고 배변 시 복통, 복부팽만, 트림 등의 증상과 더불어 소화도 안 되고 변도 잘 나오지 않는다. 현대인은 만성적으로 섬유질이 부족하기 쉬워서 변비에 잘 걸린다. 결국 먹는 만큼 배출이 안 되니 괴롭다.

셋째, 그에 더해 요즘 사람들은 잠을 잘 못 잔다. 불면증, 우울증, 수면 장애 등으로 질 좋은 수면을 취하기가 어려우며, 과로와 스트레스로 잠자는 시간조차 줄어들었다.

필자는 우선 본인의 반복적인 생활습관(루틴)을 만들라고 권장한다. 본인만의 루틴과 소소한 해결방법이 있으면 정신적으로 안정이 된다.

식사 루틴

좋아하는 음식을 즐겁고 맛있게 음미하며 먹자. 좋은 유산균을 꾸준히 섭취하자. 몸 안에 유익균을 늘리자. 효소와 청즙을 섭취하는 것도 좋다.

수면 루틴

질 좋은 수면을 위해 본인만의 방법을 강구하자. 베개를 바꿔 본다거나, 머리를 두고 자는 방향을 바꿔 보자. 심한 수면 장애라면 수면유도제를 처방 받는 것도 나쁘지 않다. 그전에 아로마 테라피, 아이 마스크, 잠이 잘 오는 음악 등을 활용해 심신 안정을 취해 보는 것이 좋다.

잠자는 방

필자는 잠자는 방의 조명을 어둡게 하고 수증기 아이 마스크로 눈의 피로를 푼다. 몹시 피곤한 날을 보냈다면 적당한 강도의 마사지를 받고 반신욕을 한 뒤 잠자리에 든다.

식적 치료로 3쾌하기

필자의 한의원에서는 식적(食積)을 전문으로 치료한다. 식적은 한자에서 알 수 있듯이 '먹은 것이 쌓여 있는' 상태를 말한다. 우리 몸속에서 이미 소화되었어야 할 음식물들이 노폐물과 가스 등의 형태로 불필요하게 남아 있는 것이다. 소화불량, 더부룩함, 속쓰림, 신물, 잦은 트림과 방귀, 불쾌함, 변비, 설사, 복통, 구취 등의 증상이 나타난다.

배꼽 주변에 큰 원을 그려 손으로 눌러 보았을 때, 단단하게 뭉치거나 빵빵한 느낌이 나는 곳이 존재한다면 그곳에 식적이 있을 가능성이 크다. 장 기능이 원활하지 않아 생기는 비정상적인 상태이기는 하지만 그 자체로는 심각한 질병이 아니다. 단 같은 증상이 오래 지속되어 우리 몸의 균형이 흐트러지면 만성피로, 어깨와 목 결림, 무기력, 피부 트러블, 부기, 알레르기 증상 등이 나타날 수 있으니 주의해야 한다.

식적 치료는 '무엇을, 어떻게, 언제 먹느냐'의 점검이 시작이다. 식사 습관 개선이 가장 큰 첫걸음이며, 몸에 이로운 효소와 유산균으로 장내 유익균을 증식시키는 것이 중요하다. 요즘은 사람들이 물을 많이 마시는 습관을 들이려 하는데, 이때 실온의 물을 섭취하는 것이 좋다. 식사 전 30분부터 식사 후 1시간까지는 물을 마시지 말자. 사람마다 필요한 수분의 양이 다르므로 무조건 많이 마신다고 능사는 아니다.

위장과 식도의 식적은 신물, 트림, 체하는 증상 등으로 나타나며, 소장의 식적은 복부팽만과 식곤증 등을 유발한다. 대장의 식적이 바로 변비와 설사다. 다이어트로 굶으면 일시적으로 식적이 사라진 것처럼 느껴질 수 있지만, 그건 먹지 않아 쌓일 것이 덜 쌓인 것이다.

소소한 이야기 #15

장(腸)의 역할

위장, 십이지장, 소장, 대장의 역할을 간단하게 정리해 보자.

위장

위장의 역할은 생각보다 심플하다. 입에서 들어온 음식물을 믹서기에 넣고 갈아 버린 죽처럼 만든다. 필자가 위염 등 위장 질환으로 고생하는 환자들에게 당부하는 몇 가지가 있다.

첫째, 선식이나 죽을 먹으면 확실히 위가 편안하다. 그렇듯 음식을 천천히 오래 씹어 먹으라는 것인데, 특히 탄수화물일 경우 더 그래야 한다.

둘째, 찬물에 밥을 말아 먹거나 식사 도중 물을 많이 마시면 위장을 혹사시키는 것과 같다. 자연스럽게 분비되는 위산 농도를 낮춰 소화불량 등의 원인이 되기 때문이다.

셋째, 누룽지는 천연 소화제 역할을 한다. 해독 전문가 서재걸 박사 역시 누룽지가 아밀라아제 역할을 한다고 강조한다.

십이지장

우리는 너무도 쉽게 십이지장을 잊고 산다. 무엇을 하는 기관인지, 심지어 어디 있는지 모르는 경우도 많다. 십이지장(十二指腸)은 소장의 일부로 손가락 12개를 옆으로 늘어놓은 길이와 같다고 해서 이렇게 이름 붙여졌다(실제로는 그보다 길다). 위의 유문을 지나 소장으로 연결되는 부위가 십이지장으로 '만남의 광장'과도 같다.

위장에서 내려온 죽 형태의 물질을 췌장에서 분비한 소화효소와 간에서 분비한 담즙을 이용해 소화시키고 영양분으로 만든다.

소장

필자는 소장을 ① 호르몬의 원료를 만드는 베이스 캠프이자 ② 면역력의 운동장으로 설명한다. 소장은 위장에서 받아들인 소화물을 물류 센터가 물건들을 보내듯 우리 몸 곳곳으로 보낸다.

소장에 병변이 생기면 우리 몸 수액 분포에 영향을 줄 수밖에 없다. 위장에서 초보적인 소화를 거친 소화물은 생각보다 긴 시간 소장에 머무른 뒤 몸으로 흡수된다.

대장

대장은 소장이 흡수하고 남은 찌꺼기와 수분을 받아들인 다음 그 속의 수분을 재흡수한 후 나머지는 소변과 대변으로 만들어 방광, 항문으로 보낸다. 투명한 소변과 황금색 바나나 모양의 대변은 건강의 증거와도 같다. 유익균과 유해균의 상호작용이 잘되고 있는 것이다.

검은 변을 본다면 십이지장이나 위장 출혈을 의심해 봐야 한다. 피가 섞인 대변은 항문에서 출혈이 있다는 증거다.

심폐계

심장
폐
기관지

CHAPT

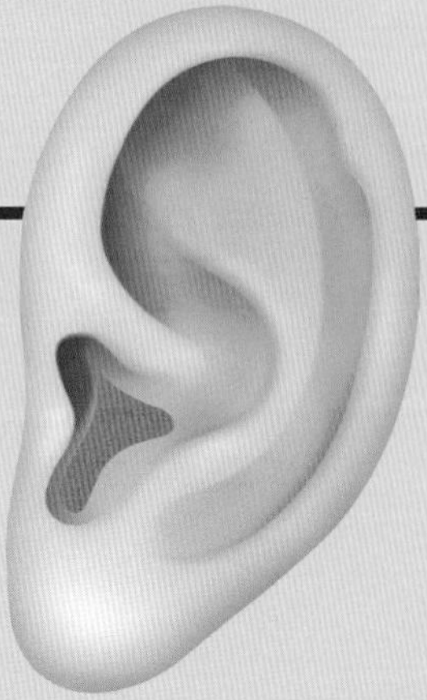

심장은 군주지관(君主之官), 왕과도 같다. 혈액을 온몸으로 순환시키기 위해 누구보다 바쁘고 쉼 없이 일한다. 폐는 그런 군주를 보좌하는 훌륭한 신하, 재상지관(宰相之官)이다. 폐는 산소와 이산화탄소를 교환하는 시장과도 같다. 심장은 혈(血)을, 폐는 기(氣)를 주관한다.

ER.09

74

저혈압

저혈압은 대부분 유전적으로 많이 나타난다. 혈액과 순환 계통이 좋지 않아 혈압이 낮은 경우도 있지만 골다공증, 관절의 약화 등으로 척추 변형이 되어 오는 경우도 있다. 뒷목과 어깨 결림이 심할 때도 일시적으로 저혈압이 올 수 있다. 두통, 창백함, 현기증, 아침에 기상이 힘든 증상이 나타난다. 앉았다 일어날 때 핑~ 도는 기립성 저혈압 또한 여타 다른 질환 때문에 생길 수도 있다.

증상 키워드	만성 통증, 스트레스, 생활 통증, 심폐계+간담계+비뇨계
귀 혈자리	부신, 뒷목, 심장, 신문
귀 마사지	귓바퀴 잡아당겨 펴기, 중간 귓바퀴 잡아 펴기

좋은 음식과 생활습관

- 생맥산(生脈散): 《동의보감》에 생맥산은 "사람의 기를 도우며, 심장의 열을 내리게 하고, 폐를 깨끗하게 하는 효능이 있다"고 기록되어 있다. 맥문동 70g, 인삼 35g, 오미자 20g, 황기와 감초 5g을 약간의 꿀과 물을 넣고 달여 여름에 물 대신 마시면 좋다. 원기가 부족하고 식욕이 없거나, 숨이 차고 맥이 약할 때, 여름 더위에 기운이 없을 때, 마른기침이 지속되고 식은땀과 입마름 증상이 있을 때 꾸준히 먹으면 좋다.
- 맥문동: 심장을 강하게 하고 혈압을 정상으로 회복시키는 작용을 한다.
- 인삼: 피로 회복과 원기 회복에 좋다. 몸이 찬 사람에게 특히 좋다.
- 오미자: 기관지, 면역력, 심장 기능 강화에 좋다
- 레드비트: 빈혈, 혈액순환 개선에 좋다. 베타인과 질산염, 칼륨 등 다양한 성분이 함유된 슈퍼 푸드다. 진액이나 주스, 생으로 꾸준히 먹어 보자.

- 토마토: 기립성 저혈압에 효능이 있다. 활성산소를 제거하고, 혈액순환 개선에도 도움이 된다.
- 톳, 파래, 미역, 다시마 등: 마그네슘과 미네랄이 풍부해서 좋다.

적절한 염분과 수분을 섭취하고, 햇볕 아래에서 느긋하게 산책하자.

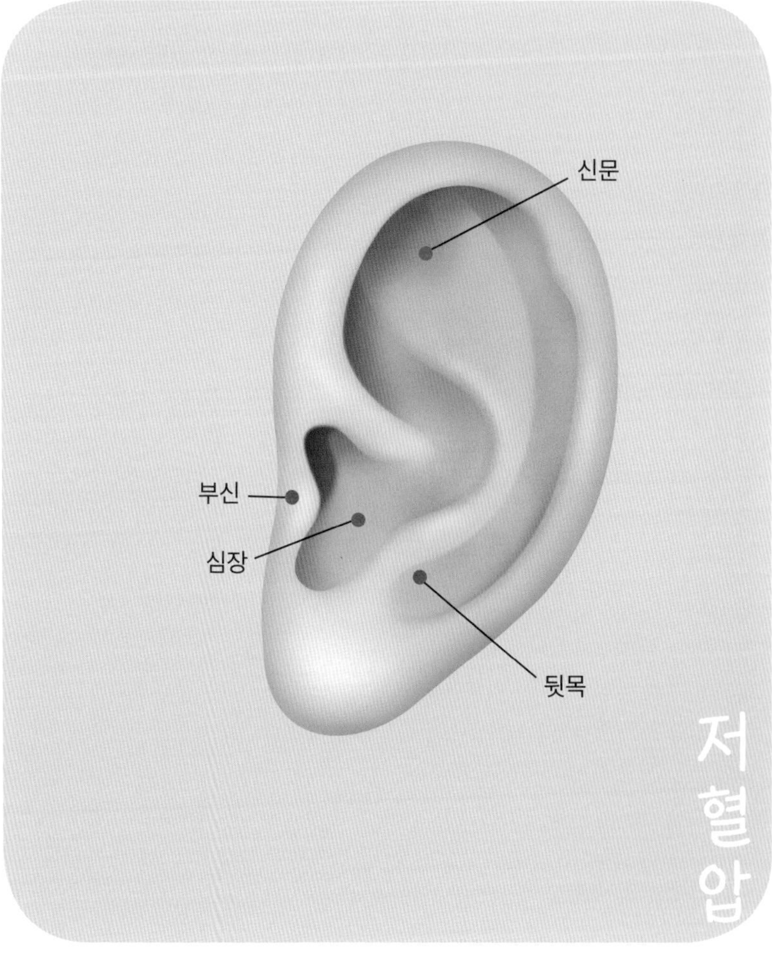

75

고혈압

한의학에서는 고혈압의 원인을 간에서 찾는다. 호르몬 균형, 유전력, 음주, 흡연, 운동 부족, 비만, 고령, 짜게 먹는 습관, 스트레스와 같은 다양한 원인에서 오는 1차성 고혈압과 신장 질환, 부신 종양, 갑상선 질환 등을 앓는 기저 질환에서 오는 2차성 고혈압이 있다.

증상 키워드	만성 통증, 심폐계+간담계+비뇨계
귀 혈자리	부신, 폐, 뒷목, 심장
귀 마사지	귓바퀴 잡아당겨 펴기, 중간 귓바퀴 잡아 펴기

좋은 음식과 생활습관

- 천마: 혈중 콜레스테롤 수치를 낮추고, 혈행의 흐름을 원활하게 하여 고혈압, 뇌경색, 뇌출혈 등과 같은 혈관 질환에 효능이 있다.
- 황기: 항노화, 항염은 물론 균 억제 작용을 하며, 심혈관에 좋다. 혈압을 정상화시키고, 단백뇨 증상을 완화하며, 혈전 형성을 감소시킬 수 있으니 대추와 함께 차로 끓여 마셔 보자.
- 블루베리: 안토시아닌이 풍부하게 함유되어 시력 보호, 노화 방지, 치매 예방, 당뇨 예방, 고혈압 증상 완화 등에 도움이 된다.
- 레드비트: 혈관 청소부라는 별명이 있으며, 베타인·안토시아닌·철분·비타민·미네랄·엽산 등이 풍부하다. 이뇨 작용으로 노폐물 배출을 돕고, 빈혈을 개선하며, 고혈압과 고지혈증 등 성인병에 좋다.

수박, 바나나, 아욱, 시금치, 토마토, 키위, 참외 등 칼륨이 풍부한 음식을 찾아 먹자. 단 신장 기능이 떨어진 경우에는 고칼륨 음식을 피하는 것이 좋으니 본인의 기저 질환을 잘 체크해야 한다.

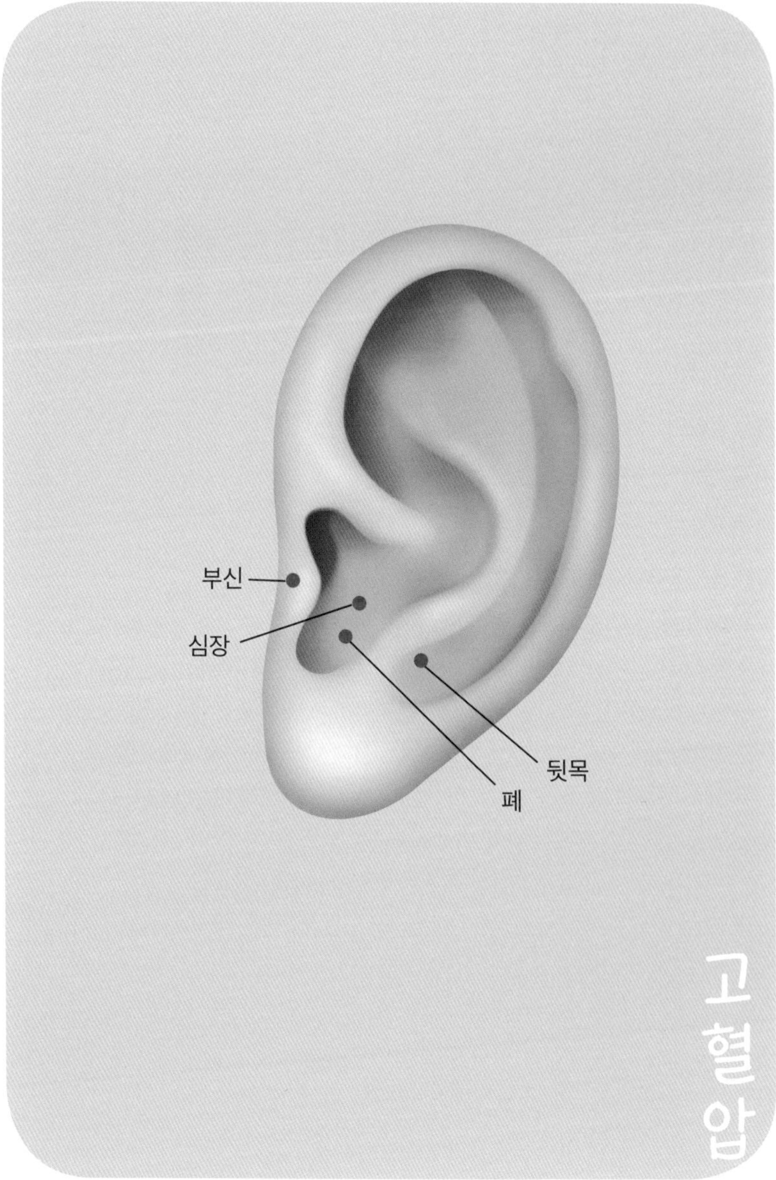
부신
심장
폐
뒷목
고혈압

76

혈액순환 개선

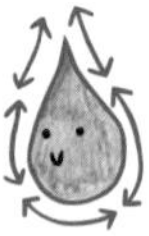

혈액순환이 잘되지 않으면 현기증, 근육통, 만성피로, 수족냉증, 어깨 결림 등의 증상이 나타날 수 있다. 콜레스테롤이나 중성지방 수치가 높을 경우 혈액 응고가 심해지며 혈전, 동맥경화 등의 원인이 되니 주의하자.

증상 키워드	만성 통증, 심폐계+간담계
귀 혈자리	심장, 폐, 가슴, 부신
귀 마사지	귓바퀴 잡아당겨 펴기, 중간 귓바퀴 잡아 펴기

좋은 음식과 생활습관

- 사향: 《본초강목》에 사향은 "일체의 막힌 증상에 효능이 있다"고 기록되어 있다. 호흡 순환계의 기능을 전반적으로 개선시키며 혈류 촉진을 돕는다.
- 레드비트: 혈관 청소부라는 별명을 갖고 있으며, 베타인·안토시아닌·철분·비타민·미네랄·엽산 등이 풍부하다. 이뇨 작용을 통해 노폐물 배출을 돕고 빈혈 개선, 고혈압, 고지혈증에 좋다.
- 노니: 혈액순환 개선, 노화 방지, 면역력 증진에 효과가 있다.

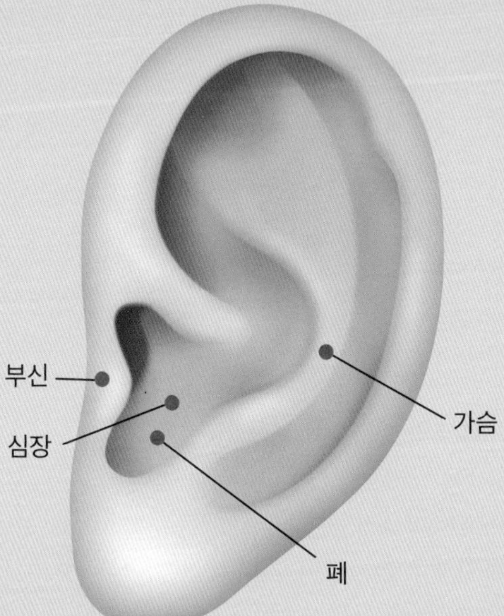
부신
심장
폐
가슴

77 빈혈

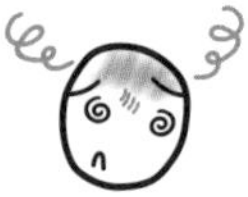

빈혈이 있는 경우 안색이 창백하고 입술이나 결막에 붉은빛이 적으며, 약간의 운동에도 가슴이 두근거리거나 숨이 차다. 피로와 권태가 심하며, 종종 돌발적인 두통과 현기증, 어깨 결림, 시력 장애가 올 수도 있다. 한방에서는 혈허(血虛), 허로(虛勞)의 범주에 들어가며 심장과 비장, 신장과 간장의 종합적인 허약에서 원인을 찾는다.

증상 키워드	만성 통증, 생활 통증, 심폐계+간담계
귀 혈자리	위장*, 심장, 뒷목, 두뇌
귀 마사지	귓바퀴 잡아당겨 펴기, 중간 귓바퀴 잡아 펴기

좋은 음식과 생활습관

- 홍삼: 면역력 증진과 피로 회복에 좋은 것은 물론 혈액 흐름을 원활하게 하고 항산화 작용을 한다. 꾸준히 섭취하면 위장 기능을 회복시키고 철분을 체내에 재흡수하는 환경을 탄탄하게 조성해 준다.
- 레드비트: 혈관 청소부라는 별명을 갖고 있으며 베타인·안토시아닌·철분·비타민·미네랄·엽산 등이 풍부하다. 이뇨 작용을 통해 노폐물 배출을 돕고 빈혈 개선, 고혈압, 고지혈증에 좋다.
- 굴: '바다의 우유'라고 불릴 만큼 다양하고 풍부한 영양소를 가진 굴은 피로 회복, 면역력 향상은 물론 철분과 구리 함유량이 높아 빈혈 예방에 좋다.

* 위장을 자극하는 이유는 위장→간이 함께 안 좋아지는 경우가 많기 때문이다.

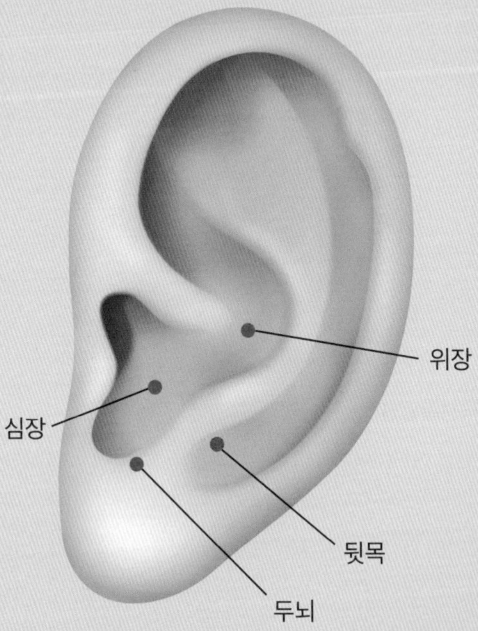
위장
심장
뒷목
두뇌

78 가슴 통증(흉통)

가슴 부위에 느껴지는 통증 혹은 불편한 증상이다. 심장 질환에 의해 나타나는 경우가 가장 위험하지만 소화기계, 신경과 근골격계, 폐 질환, 정신적 원인에 의해서도 나타날 수 있으니 주의가 필요하다. 야식, 과식, 스트레스 등 생활습관에서 오는 역류성 식도염의 경우 매우 흔하게 가슴 통증을 유발한다.

증상 키워드	생활 통증, 스트레스
귀 혈자리	가슴, 등, 폐, 위장
귀 마사지	귓바퀴 잡아당겨 펴기, 중간 귓바퀴 잡아 펴기

좋은 음식과 생활습관

- 상백피: 만성 기관지염의 발작이나 폐렴 후의 통증, 기침을 동반한 흉통에 효능이 있다.

역류성 식도염이 의심되는 경우는 소화계를 참고하자.

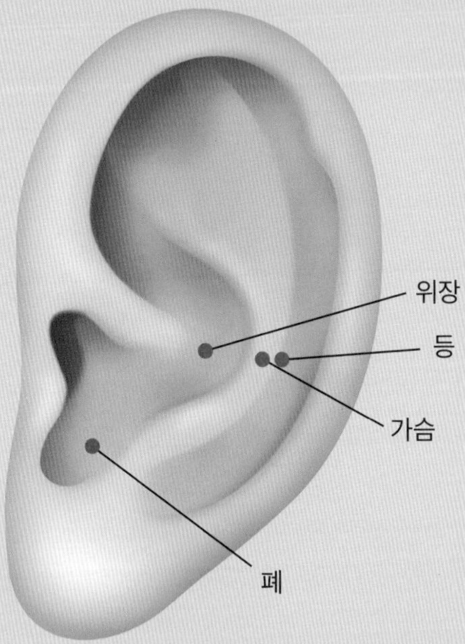

가슴 통증

79 폐렴

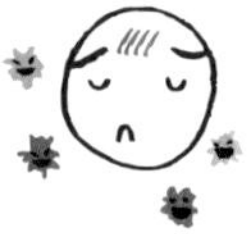

세균, 바이러스 감염 등으로 폐에 생긴 염증이다. 기침, 가래, 호흡 곤란 등이 나타날 수 있으며 호흡기 이외에 소화기 증상(구역, 구토, 설사)을 동반한다. 또한 두통, 피로, 근육통 등 신체 전반에 걸친 전신 질환과 발열, 오한이 나타난다. 수술 후, 만성피로 등으로 인해 면역력이 저하된 경우 폐렴에 걸리기 쉽다.

증상 키워드	면역력 저하, 피로
귀 혈자리	폐, 가슴, 기관지, 부신
귀 마사지	귓바퀴 잡아당겨 펴기, 중간 귓바퀴 잡아 펴기

좋은 음식과 생활습관

- 도라지: 가래를 삭히고 면역력을 증진시키는 이눌린과 사포닌이 다량 함유되어 있다.
- 홍삼: 면역력 증진, 피로 회복, 항산화, 혈액 흐름 개선 등의 효과를 식약처에서 인정받았을 만큼 건강에 좋은 약재다.
- 미나리: 무기질과 섬유질이 풍부하고 노폐물 해독과 기관지 보호에 좋다.

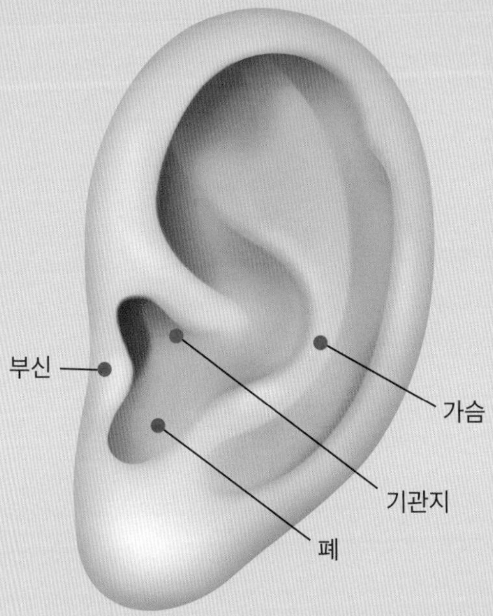
부신
가슴
기관지
폐

80 목감기(급성인후염)

인후는 입 뒤쪽, 비강 아래부터 식도와 성대까지 이어지는 부위로 바이러스 감염이나 건조할 때, 목을 과하게 사용한 경우에 염증이 생길 수 있다.

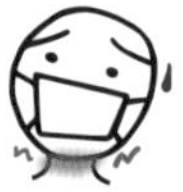

증상 키워드	면역력 저하, 피로
귀 혈자리	폐, 기관지, 편도선 1, 부신, 알레르기

좋은 음식과 생활습관

- 홍삼: 홍삼은 면역력을 증진시키고 피로 회복에 탁월한 효능이 있다. 대한민국 국민이 물처럼 홍삼을 먹고 마시는 데는 이유가 있다.
- 도라지: 면역력을 증진시키고 가래를 삭히는 이눌린과 사포닌이 다량 함유되어 있다. 차로 마셔도 좋고 나물로 무쳐 먹어도 좋다.
- 생강: 진저롤과 쇼가올 성분이 각종 병원성 세균에 살균 작용을 한다. 계피, 꿀과 함께 먹으면 더욱 좋다.

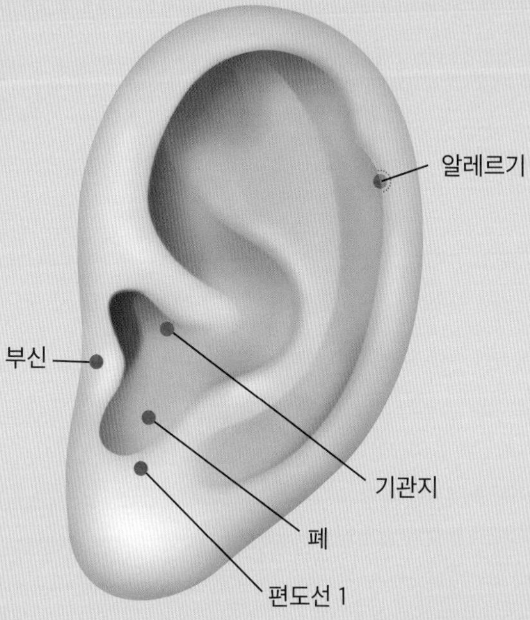

목감기

81 기관지염

기관지에 생기는 염증으로 급성과 만성이 있으며, 흔히 걸리는 기침감기가 급성 기관지염이다. 보통 바이러스 감염에 의한 경우가 많고 기침, 호흡 곤란, 가슴 불편함 등의 증상이 나타난다. 만성이라면 습성해소(濕性奚嗽)라 하여 기관지 확장제 흡입과 스테로이드 등으로 치료한다.

증상 키워드	면역력 저하, 피로
귀 혈자리	기관지, 폐, 편도선 2, 부신

좋은 음식과 생활습관

- 홍삼: 홍삼은 면역력을 증진시키고 피로 회복에 탁월한 효능이 있다. 대한민국 국민이 물처럼 홍삼을 먹고 마시는 데는 이유가 있다.
- 도라지: 면역력을 증진시키고 가래를 삭히는 이눌린과 사포닌이 다량 함유되어 있다. 차로 마셔도 좋고 나물로 무쳐 먹어도 좋다.
- 생강: 진저롤과 쇼가올 성분이 각종 병원성 세균에 살균 작용을 한다. 계피, 꿀과 함께 먹으면 더욱 좋다.
- 민들레: 해열, 해독 작용을 한다.
- 노니: 항염 효과와 소염 효과를 지닌 노니는 면역력을 증진시키고 원기 회복, 기력 증진에 도움이 된다.

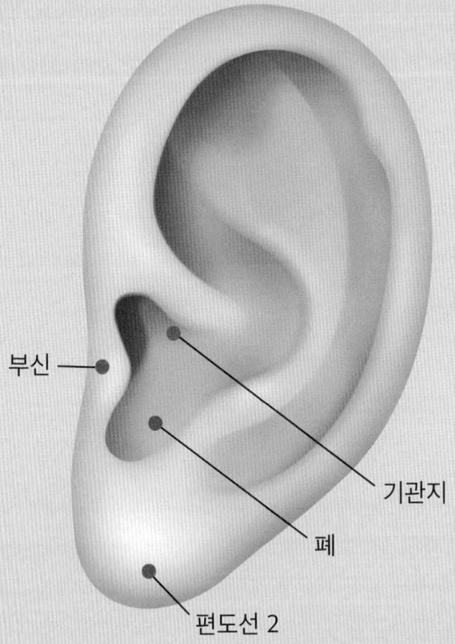

기관지염

82

기침/가래

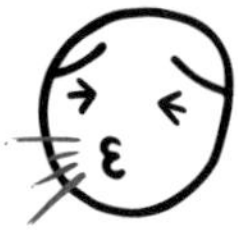

마른기침, 가래가 끓는 증상이 만성화된 사람이 참 많다. 흡연, 미세먼지 등으로 인한 외부적인 요인도 존재하지만 기관지 기능 저하로 축농증이 생긴 경우도 많다. 항상 기관지를 촉촉한 상태로 유지하자. 오래 지속될 경우 병원을 방문해야 한다.

증상 키워드	생활 통증, 면역력 저하, 만성 통증
귀 혈자리	부신, 알레르기, 기관지, 뒷목, 폐

좋은 음식과 생활습관

- 오미자: 오미자의 신맛은 진액 생성을 자극한다. 건조해진 기관지를 촉촉하게 하여 기침과 가래를 멎게 한다.
- 모과: 폐를 보호하고 기관지를 튼튼하게 한다. 꿀과 함께 따뜻한 차로 마시면 좋다.
- 어성초: 해독 효능이 있다. 염증을 제거하고 코와 목을 뻥 뚫리게 하며 장염, 감기, 각종 바이러스 등에 면역 효과가 있다.
- 도라지: 급성 인후 질환과 목 간지러움에 효과가 있다. 기침을 억제하고 가래 배출을 돕는다. 청으로 만들어 먹거나 꿀과 함께 차로 마셔도 좋다.
- 유근피: 비염, 축농증, 호흡기 질환에 효능이 있다. 기침을 완화하고 가래를 제거한다.
- 맥문동: 심장, 폐, 위장의 열을 내리는 데 좋다.

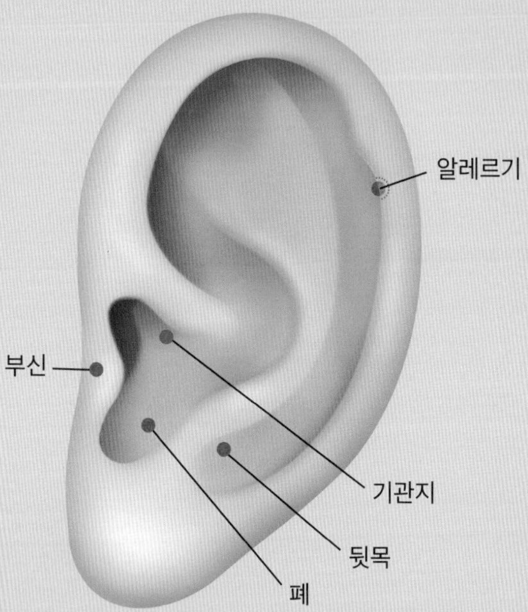

기침/가래

83 코감기/콧물

코감기는 알레르기 비염과는 다르다. 바이러스가 원인으로 2주 정도 지속되다 차차 사라진다. 전염성이 있으며 진하고 누런 콧물과 발열, 근육통 등의 증상이 나타난다.

증상 키워드	생활 통증, 면역력 저하
귀 혈자리	폐, 코, 위장, 알레르기*

좋은 음식과 생활습관

- 유근피: 코감기, 비염 등 코 점막의 염증과 부종을 완화시키며 콧물을 멎게 한다.
- 어성초: 해독 효능이 있다. 염증을 제거하고 코와 목을 뻥 뚫리게 하며 장염, 감기, 각종 바이러스 등에 면역 효과가 있다.
- 삼백초: 항염 작용을 하여 체내 독성물질 배출에 도움이 된다.

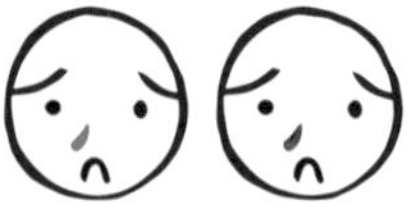

*바이러스성 코감기와 콧물에 알레르기점을 자극하는 이유는 간단하다. 알레르기점이 면역력과 깊은 관계가 있기 때문이다.

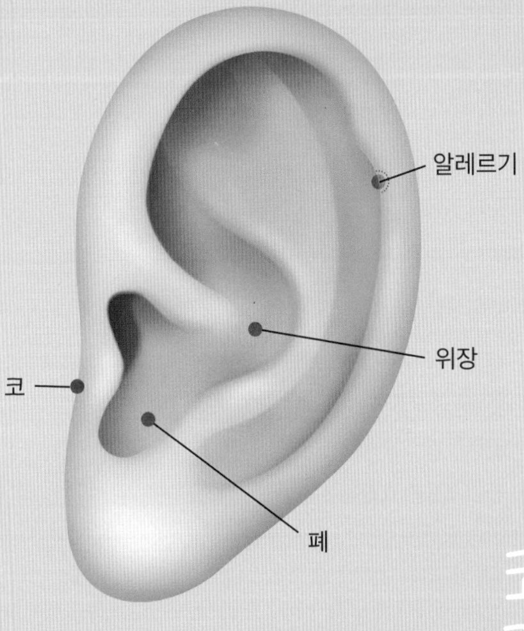
알레르기
위장
코
폐

84 몸살

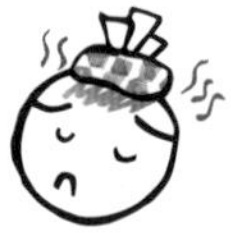

몸살은 다른 질환에 의해 나타날 수 있는 하나의 증상이며 바이러스 감염, 피로 누적, 환절기 컨디션 저하 등의 다양한 원인이 존재한다. 팔다리가 쑤시고 나른하며 기운이 없고 오한, 식은땀, 근육통 등의 증상이 나타난다.

증상 키워드	생활 통증, 면역력 저하, 피로
귀 혈자리	부신, 뒷목, 폐, 골반

좋은 음식과 생활습관

- 홍삼: 사포닌 성분을 함유하여 면역력 증진, 피로 회복, 항산화에 도움이 된다. 필자는 홍삼을 3개월 꾸준히 먹다가 2~3주 건너뛰고 다시 먹는 것을 권장한다.
- 녹용: 면역력 증진과 자양강장에 효능이 있으며, 기가 허약한 체질에 좋다.
- 유자: 신진대사를 촉진하며, 노화와 피로를 예방하는 구연산과 비타민 C가 풍부하다. 다소 쓴맛의 리모넨 성분이 염증을 가라앉히며, 가래와 기침 등의 증상 완화에 도움을 준다. 꿀과 함께 먹으면 더욱 좋다.

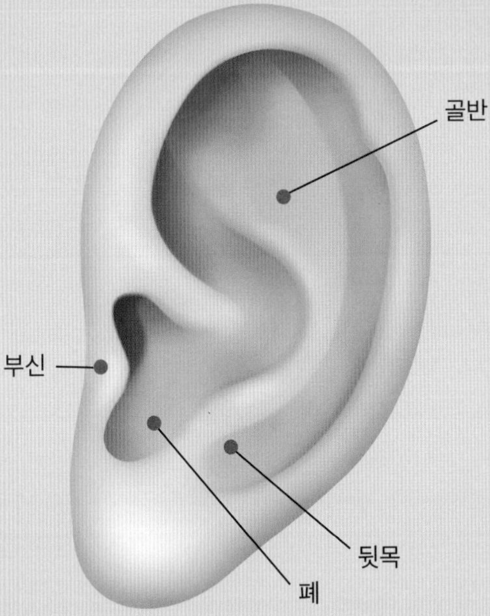
골반
부신
폐
뒷목

소소한 이야기 #16

불로장생하려면 깊게 호흡하자!

전설에 따르면 800년을 살았다는 팽조(彭祖)라는 사람이 있다. 중국 하나라 때 태어나 은나라에서 벼슬을 하고 팽 성씨를 받아 팽조라고 불리며, 본명은 전갱이다. 중국 서주의 팽조 사당에 가면 착치팽갱(捉雉烹羹), 즉 팽조가 꿩을 잡아 국을 끓이는 벽화도 있다.

은나라 왕이 장수의 비결을 물으니 "49명의 아내가 먼저 세상을 떠났고, 54명의 아이들도 나보다 먼저 요절했다. 나는 섭생을 잘못해서 건강하지 않다"고 얼버무린 후에 종적을 감췄다고 한다. 그 후 70년이 지나 변방에서 팽조가 목격되었는데, 낙타를 타고 어디론가 천천히 가고 있었다고 한다. 자신이 죽을 때 얼마 못 살았다고 아쉬워했다고 한다.

이런 팽조의 장수 비결은 도인술(導引術)이다. 도인술은 도가에서 무병장수를 하기 위해 행하는 건강법으로 손과 발을 움직여 기와 혈이 신체 각 부위에 골고루 통하게 하는 것이다. 호흡을 조절하여 몸속의 더러운 것을 내뱉고, 깨끗한 것을 깊게 받아들여 오장육부를 강하게 한다.

팽조는 몸에 아픈 부위가 있으면 숨을 참고 집중적으로 도인술을 행했다고 한다. 아침에 일어나서 정오까지 도인술을 계속했다고 하니 자기 몸에 보통 정성을 들인 것이 아니다.

불로장생을 위해서는 수고로움이 반드시 필요하다. 전설은 전설일 뿐이지만, 여기서 우리가 주목해야 할 것은 '깊게 호흡하기'의 중요성이다.

《황제내경》은 사람에게 가장 이상적인 호흡 시간은 6.4초라고 한다. 통계적으로 보통 사람이 한 번 호흡하는 데 3.3초가 걸린다고 하니 6.4초는 길게 느껴진다. 호흡 속도를 늦추는 것은 단순하게 숨을 크게 들이마시고 내뱉으라는 말이 아니다. 요가의 기본이 되는 복식호흡(腹式呼吸)의 중요성을 강조한 것이다. 흡(吸)할 때는 공기를 들이마시면서 배를 내밀고, 호(呼)할 때는 공기를 내쉬는 동시에 배를 수축시킨다. 복식호흡을 하면 폐활량이 늘어나고, 심신 안정에도 효과가 있다.

혈액순환과 기의 흐름이 잘되게 하기 위해서도 호흡을 크게 하는 것이 좋다.

1. 두 어깨를 뒤로 젖혀 가슴을 펴며 숨을 내쉰다.
2. 양팔을 앞으로 둥글게 모으며 배가 나오도록 숨을 들이마신다.
3. 하루 세 번 반복한다.

애수(哀愁)와 슬픔[悲]을 담당하는 기관이 폐다. 폐가 제대로 기(氣)를 끌어올려 주지 못하면 건강에 이상신호가 나타난다. 하품을 많이 하는 것은 기가 부족해서, 한숨을 자주 내쉬는 것은 기가 막혀 답답해서 그렇다.

간담계

간
담(쓸개)
비장(지라)
췌장

CHAP

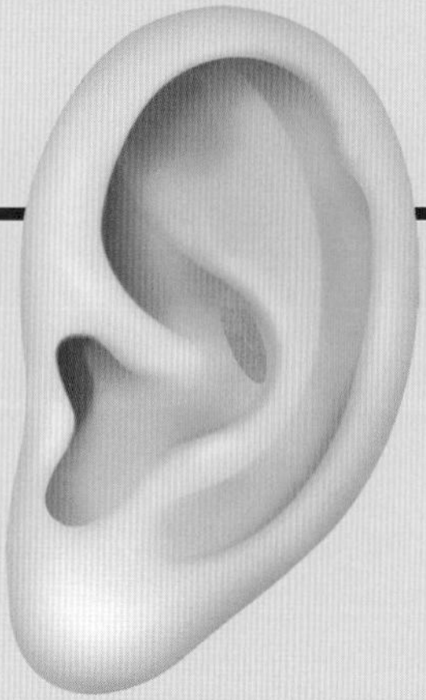

간은 너무 바쁘다. 하는 일이 많다. 그래서 지치기 쉽다. 지쳐도 지쳤다고 티를 잘 안 낸다. 결국 문제가 생긴 것 같아 돌아보면 그때는 너무 늦었다. 장군지관(將軍之官)인 간은 마치 장군과도 같이 무수한 공격을 막아 내고 이겨 내는 중요한 역할을 한다. 우리 몸에서 가장 크고 무겁다. 쓸개, 지라, 췌장과 함께 우수한 연계 플레이로 혈류량 조절, 에너지 대사, 영양소 저장, 호르몬 공급 조절, 면역 기관 관리, 해독, 불필요한 물질 배설 등 수많은 일을 책임진다.

ER.10

85 간염(비바이러스성)

바이러스성 간염은 A, B, C, D, E형으로 구분되며 B, C, D형은 만성 간염이 될 수 있다. 비바이러스성 간염은 과음, 알코올, 스트레스, 불규칙한 식습관 등으로 발병하며 자가면역 질환의 문제로 볼 수도 있다. 복통, 속쓰림, 위장 장애, 피로감 등이 나타나지만, 침묵의 장기인 간은 자각 증상이 나타났을 때는 이미 매우 심각한 상태일 수 있다.

증상 키워드	면역력 저하, 생활 통증, 피로
귀 혈자리	간, 위장, 뒷목, 눈

좋은 음식과 생활습관

- 구기자: 염증과 갈증 완화에 탁월한 효능이 있다. 당뇨에 좋고, 간 기능을 원활하게 하여 눈의 피로는 물론 기력 회복에 도움이 된다.
- 미나리: 비타민 A가 풍부하며, 이뇨/배변 작용을 원활하게 돕는다. 간 기능 회복에도 좋다.
- 레드비트: 플라보노이드, 베타인, 베타카로틴 등 강력한 항산화 성분이 몸의 노폐물과 독소 제거에 도움을 준다. 각종 성인병과 대사 질환에 좋은 슈퍼 푸드다.
- 취나물: 간에 쌓인 노폐물을 배출하여 간 기능을 회복시킨다.

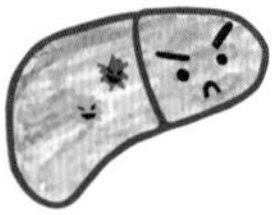

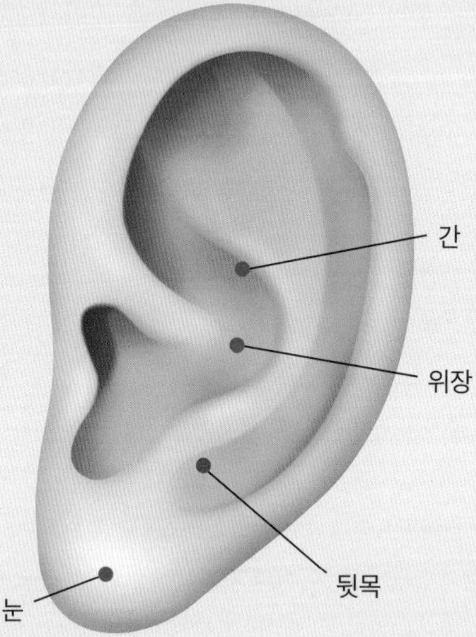
간
위장
뒷목
눈

86 지방간

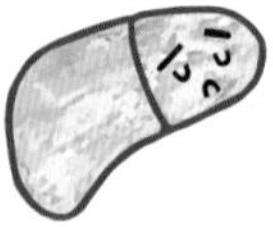

간에 지방이 쌓여 본래 선홍색이어야 할 간의 색이 누런빛을 띤다. 과음이 원인인 알코올 지방간과, 비만·당뇨·고지혈증 등 대사증후군과 연관된 비알코올 지방간으로 나눌 수 있다. 요즘 20대 지방간 환자들이 늘고 있는 추세다. 젊다고 방심하지 말고 생활습관부터 신경 써 보자.

증상 키워드	생활 통증, 만성 통증
귀 혈자리	부신, 간, 뒷목, 눈

좋은 음식과 생활습관

- 구기자: 남성 정력 증진과 혈당, 혈압 강하에 좋다고 알려진 구기자는 간 보호와 지방간에도 효능이 있다.
- 브로콜리: 간의 해독력을 높여 독소 배출을 돕고, 지방 흡수를 줄여 준다.
- 자몽: 자몽의 항산화 성분이 체내 독소 제거에 도움을 주고 세포 손상을 방지한다. 자몽 추출물인 나린제닌은 지방간 예방에 좋다.
- 시금치: 시금치는 체내 대사 과정을 촉진하는 무기질과 비타민을 풍부하게 함유하고 있다.

부추, 피망, 양배추, 파프리카 등도 좋다.

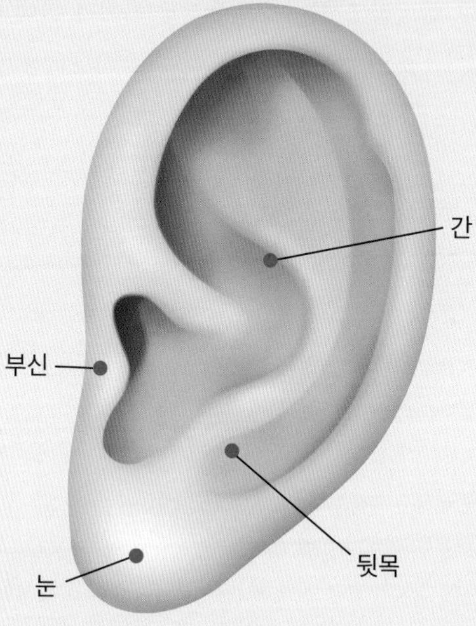
간
부신
뒷목
눈

87 담석증

담낭이나 담도에 결석이 생기는 질환으로 우측 갈비뼈 아래쪽이 결리고 아프다. 한의학에서는 간실증(肝實證)이라 하여 간열(肝熱)로 인해 기울(氣鬱)과 어혈(瘀血)이 생긴 것으로 본다. 만성 소화불량을 유발할 수 있다.

증상 키워드	생활 통증, 만성 통증
귀 혈자리	간, 담낭(쓸개), 종양특이구

좋은 음식과 생활습관

- 메밀/메밀차: 메밀의 레시틴 성분은 담석을 억제한다. 불용성 섬유질이 체지방을 줄여 주는 데도 도움을 준다.
- 매실: 담낭 수축 작용을 하여 담석증으로 인해 생긴 통증을 완화시킬 수 있다.
- 현미: 식물성 섬유질이 풍부해 지방 제거에 좋고, 담석 크기를 줄여 줄 수 있다.
- 타우린: 담석을 녹이고, 간장의 해독 기능을 강화한다. 콜레스테롤 저하와 심장 기능 향상 등에 효능이 있다. 전복, 조개류, 오징어 등에 많이 포함되어 있다.

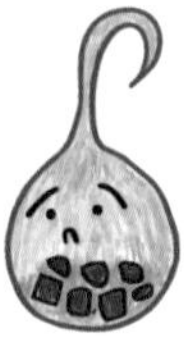

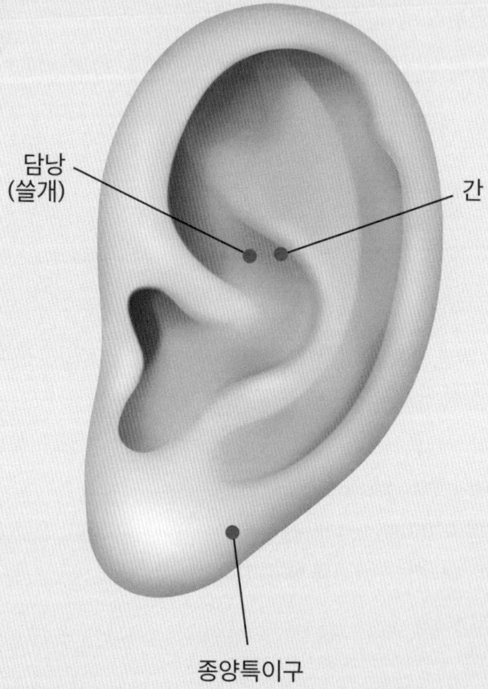
담낭
(쓸개)
간
종양특이구

88 담낭(쓸개)염

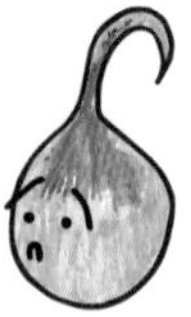

담석, 종양, 장내 세균이 담즙 내에 증식하며 염증을 일으키는 질환으로 명치와 윗배가 아픈 것 말고는 별다른 증상이 없어 위경련과 헷갈릴 수 있다. 황달과 소화불량, 복통과 헛구역질 등이 나타난다.

증상 키워드	생활 통증, 만성 통증
귀 혈자리	간, 담낭(쓸개), 부신

좋은 음식과 생활습관

- 현미: 구토, 황달, 소화 장애 등을 완화시키고, 식물성 섬유질이 풍부해 지방 제거에도 좋다. 담석 크기를 줄여 줄 수 있다.
- 메밀/메밀차: 메밀의 레시틴 성분에는 담석 억제 효능이 있다. 불용성 섬유질이 체지방을 줄여 주는 데도 도움이 된다.
- 부추: 비타민 A, 비타민 B, 비타민 C, 베타카로틴, 철분 등이 풍부해 혈액순환 개선과 항산화, 해독 등의 효과를 볼 수 있다.

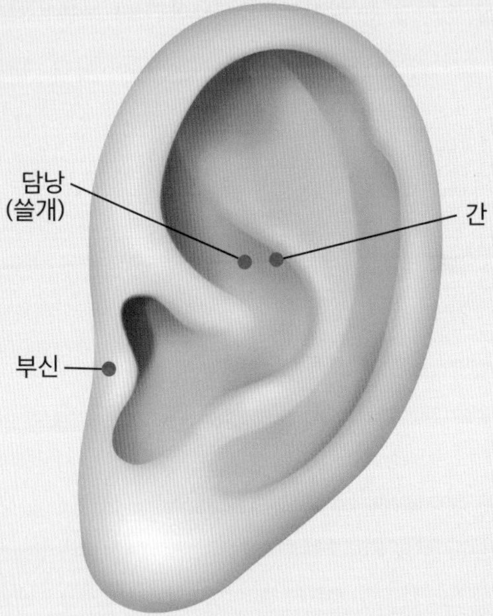
담낭
(쓸개)
간
부신

89 숙취

술을 많이 먹고 난 후 불쾌감, 구토, 두통, 어지럼증 등의 증상이 나타나는 것으로 정의할 수 있지만 아는 사람만 아는 특유의 괴로움이 있다. 숙취를 풀기 위해서는 독소를 빨리 빼내야 한다. 땀을 흘리는 것이 좋다. 눈을 자극하면 독소가 빨리 빠져나간다. 자신에게 잘 맞는 숙취 해독제를 찾는 것이 좋다. 무엇보다 술은 적당히 마시자.

증상 키워드	생활 통증
귀 혈자리	간, 위장, 신문, 눈

좋은 음식과 생활습관

- 헛개나무열매: 《본초강목》에 헛개열매(지구자)는 "주독을 풀고 갈증과 답답함을 멈춰 주며 대소변을 잘 통하게 한다"라고 기록되어 있다. 시중에 나와 있는 헛개 음료도 좋고, 헛개즙이나 진액을 마시는 것도 도움이 된다.
- 갈근(칡): 간의 피로를 풀고 숙취 해소와 주독 제거에 좋다.
- 오미자: 갈증 해소와 피로 회복에 좋다. 오미자의 사과산과 시트르산 성분이 혈압을 내리고 면역력을 높여 강장제로도 쓰인다. 음주 전후로 오미자차를 마시자.
- 도토리: 아콘산 성분이 몸에 쌓인 중금속과 유해물질을 배출시키는 속도를 높여 준다.

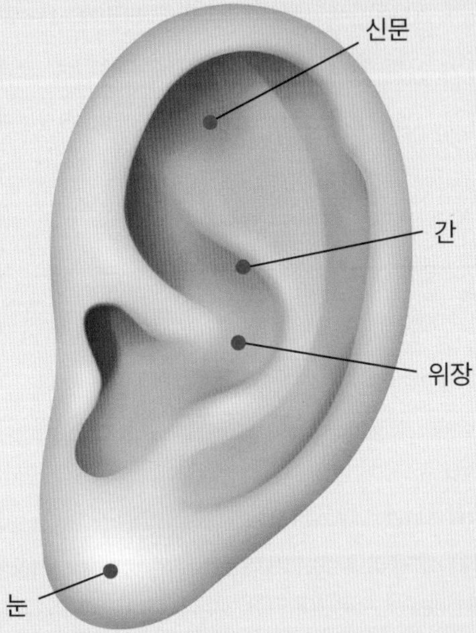
신문
간
위장
눈

90 당뇨

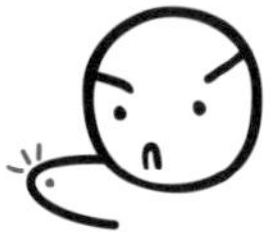

인슐린 분비량이 부족하거나 정상적인 기능이 이루어지지 않는 대사 질환으로 2030년에는 성인 10명 중 1명이 당뇨를 앓게 될 거라는 연구 결과가 있을 정도로 흔한 질병이다. 혈당을 제대로 관리하지 않으면 피로감, 시력 저하 및 시력 상실, 손발 저림, 만성 신부전, 궤양과 괴사 등 다양한 합병증이 나타날 수 있다.

증상 키워드	만성 통증
귀 혈자리	췌장, 간, 위장, 부신, 눈

좋은 음식과 생활습관

- 여주: 사포닌의 일종인 카란틴(식물성 인슐린)이 췌장에서 인슐린 분비를 촉진하는 데 도움을 준다. 이 식물성 인슐린은 간에서 포도당의 연소를 돕고, 당분이 체내에서 재합성되는 것을 막아 혈당 수치를 낮출 수 있다.
- 노니: 남태평양 폴리네시아인들이 진통제와 항생제로 사용했으며, 《동의보감》에는 파극천(巴戟天)으로 기록되어 있다. 노니의 멜라토닌과 세로토닌 성분이 각종 성인병을 예방하고 혈당 조절에 도움을 준다. 레몬과 함께 먹으면 더 좋다.
- 검은깨(흑지마): 변비 개선, 혈당 강하에 좋으며 동맥경화, 심장병, 뇌출혈 예방에도 효과가 있다.
- 우엉: 당과 지질 성분의 체내 흡수를 저지해 혈당이 높아지는 것을 막고, 당뇨에서 오는 갈증 해소에 효과가 있다.
- 천마: 폴리페놀 성분이 풍부하여 신경 재생과 면역력 증진에 도움이 된다. 근육 경련을 막고 혈관과 혈액을 깨끗하게 하며 고혈압, 당뇨 등 각종 성인병을 예방할 수 있는 좋은 약재다.

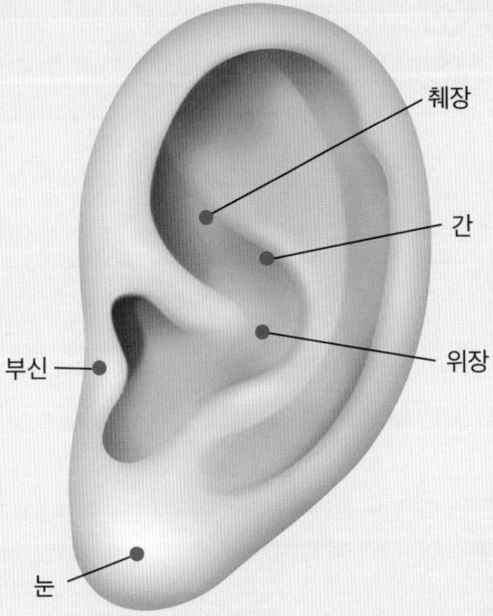
췌장
간
부신
위장
눈

소소한
이야기
#17

간이 지치면 인생도 지친다!

올 봄, 건강을 챙기고자 스피닝(실내에서 타는 자전거)을 시작한 한 환자가 갑작스러운 고강도 운동으로 근육이 녹는 횡문근융해증(橫紋筋融解症) 진단을 받고 한의원에 찾아왔다. 과한 운동이 근육세포를 손상시켜 세포 속 마이오글로빈, 칼륨, 칼슘이 혈액으로 녹아 버린 것이다. 이 경우 극심한 근육통과 함께 콜라색 소변을 보며, 고열이 동반된다. 또 신장 기능이 약화되고 간 수치가 급격하게 올라간다. 양방에서 진료를 받고, 간 수치를 정상화할 수 있는 한약 처방을 받아 갔다.

과격한 운동으로 간이 망가진 경우를 제외하고도 요즘 20~30대들의 간 건강이 위태롭다. 간염, 지방간 등 젊은 간 질환 환자가 급격히 늘었다. 아마도 스트레스와 불규칙한 생활습관이 가져오는 피로 때문인 듯하다.

간은 에너지 대사, 호르몬 조절, 혈류량 조절, 영양소 저장, 면역체 형성, 해독, 노폐물 배설, 담즙 생성 등 너무 많은 일을 한다. 한의학에서는 간은 음양오행 중 목(木)의 기운을 가지며, 기운을 퍼뜨리는 소설(疏泄) 기능과, 혈액을 저장하는 장혈(藏血) 기능을 한다고 본다.

그런데 간은 70%가 손상이 되어도 자각증상이 없다. '침묵의 장기'라고 불리는 이유가 여기에 있다. 현대인들의 피로는 간에서 온다고 해도 과언이 아니다. 과로, 스트레스, 잦은 음주, 무분별한 약물 복용, 대사이상, 비만, 바이러스

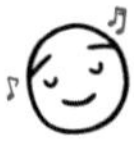

감염, 불규칙한 식생활 등으로 간의 기능이 떨어지면 간염, 간경화, 간성뇌증, 지방간, 알코올성 간 질환 등이 발생하기 쉽다.

간 질환이 발생하기 전이라도 간이 피곤하고 지치면 뚜렷한 이유 없이 몸이 피곤하거나 식욕이 떨어진다. 또 얼굴색이 칙칙해지고 눈도 침침해지며 소화가 안 되고, 대변도 시원치 않고, 수면의 질도 나빠지고 정서적으로 안정이 되지 않아 자주 화를 내는 등 심신 전반에 문제가 발생한다. 잠을 많이 자면 피로가 풀릴 거라 생각하기 쉽지만, '간의 피로'를 풀지 않으면 아무리 많이 자도 피로는 그대로일 수밖에 없다.

양방에서 간은 글리코겐을 생성하며 근육에 쓸 에너지를 저장한다고 한다. 한방에서는 간주근(肝主筋), 간에서 온몸의 근육을 주관한다고 본다. 나이가 들며 호르몬과 담즙 대사, 근육량이 줄어들면서 간 기능이 약화된다.

《황제내경》에서는 "동방(東方)은 청색에 속하고, 간과 통한다"라고 했다. 청색은 만물의 시작을 의미한다. 청색은 초목이 막 자라나는 색이다. 브로콜리, 풋콩, 부추, 시금치, 샐러리, 줄기상추, 아스파라거스, 공심채 등 신선하고 진한 녹색의 채소를 챙겨 먹어 보자. 특히 부추는 간 기운의 상승과 발산을 도와 해독 작용, 콜레스테롤 배출에 좋다. 시금치는 대표적인 알칼리성 식품으로 엽산, 철분, 섬유질, 비타민 A를 함유하고 있어 간을 회복시키고 고혈압을 예방한다.

또한 간이 허하고 혈액이 부족한 사람이 신맛이 나는 식품을 가까이 하면 간을 부드럽게 하고 혈액을 보충하는 데 도움이 된다. 흔히 볼 수 있는 신맛이 나는 식품에는 산사자, 토마토, 올리브, 비파, 석류 등이 있다. 특히 산사자는 어혈을 풀어 주고 혈액 속 지방을 제거하는 효능이 있다.

최근 파프리카, 브로콜리, 샐러리와 함께 미국 《타임》지에서 선정한 슈퍼푸드인 레드비트도 좋다. 간 기능이 나빠지면 간세포의 재생을 위해 단백질을 많이 필요로 한다. 레드비트에 든 베타인은 수용성 아미노산 성분으로 소화와 대사 기능에 좋고 지방 축적 억제, 혈전 방지, 혈액순환과 간 기능 개선에 매우 도움이 된다. 《동의보감》에는 첨채근(菾菜根)이라 하여 혈액순환 개선에 탁월해 혈액이 막힌 곳을 풀어 주고, 소화 기능 향상에도 도움을 준다고 기록되어 있다.

간 영양제를 챙겨 먹으려 한다면 베타글루칸에 주목하자. 베타글루칸은 다당류의 일종으로 효모의 세포벽이나 버섯류, 곡류 등에 흔히 존재하는 물질이다. 면역력 강화, 혈압과 혈당 강하, 피부 재생·피부 보호, 인체에 유해한 활성산소 제거, 콜레스테롤 수치 저하 효과 등이 있다. 미국 FDA도 인정한 안전한 물질이며 귀리, 차가버섯 등에도 많이 포함되어 있다. 식품의약품안전처가 인정한 기능성 원료인 표고버섯 균사체 추출물은 표고버섯의 영양 기관이라고 할 수 있는 자실체에서 추출한 것으로, 이 부분은 균사가 거미줄처럼 촘촘하게 얽힌 상태로 영양소와 활성물질을 축적하고 있다.

유명한 광고 문구인 "피로는 간 때문이야~"는 맞는 말이다. 골고루 균형 잡힌 음식을 섭취하고, 섬유소가 많은 야채와 과일, 곡물을 먹으려 노력하며, 적당한 운동과 다이어트를 하자. 지나친 음주와 흡연은 삼가고, 특별한 병이 없다면 약을 남용하지 말자. 평소 챙겨 주지 않으면 간이 70% 이상 손상된 다음에야 심각성을 느낄 것이다.

비뇨계

신장
방광
요도
요관

C H A P T

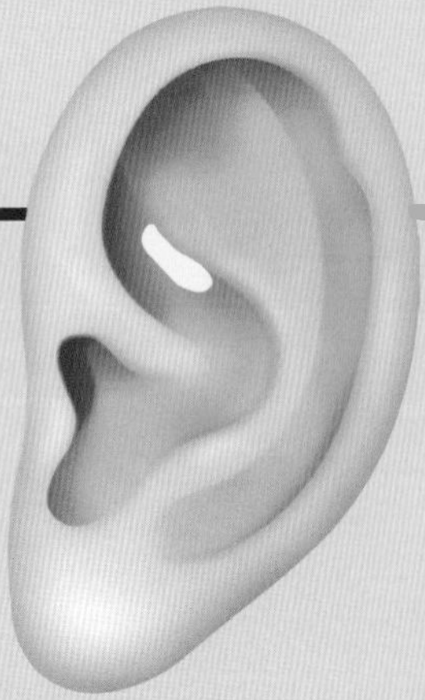

신장은 콩팥이라 하여 2개의 강낭콩 모양을 한 주먹만 한 기관이다. 노폐물 배설, 전해질 대사 등 몸의 항상성 유지에 관여한다. 생명 유지에 매우 중요한 기관으로 배설을 담당하는 방광과는 기화상통(氣化相通)한다.

E R . 1 1

91 신부전

급성과 만성이 있다. 신장 기능이 저하되어 몸 안에 노폐물이 쌓이고 곳곳의 기능마저 저하되는 상태를 말한다. 사실 인간의 신장 기능은 30대부터 지속적으로 저하된다. 고혈압, 당뇨 등 기저 질환이 있다면 나이가 들어감에 따라 더더욱 신장이 타격을 입는다. 쉽게 피로해지고 몸이 붓는다. 고염분, 고단백, 고칼륨을 피하자.

증상 키워드	생활 통증, 만성 통증, 노화, 피로
귀 혈자리	신장, 부신, 간
귀 마사지	중간 귓바퀴 잡아 펴기

좋은 음식과 생활습관

겨자, 후추, 마늘, 고추 등 자극적인 음식과 염분이 강한 음식은 피하자. 고단백, 고칼륨 음식도 신장 기능이 떨어져 있는 사람에게는 좋지 않다.

- 적소두(팥): 이뇨 작용을 원활하게 해 수분대사를 돕는다.
- 검은콩: 안토시아닌이 활성산소를 제거하고, 동맥경화 방지 효능이 있다. 또 신장과 방광의 기능을 원활하게 한다.
- 마가목: 이뇨 작용을 하는 약재로 신장염, 요도염, 방광염 등 비뇨계 전반에 좋다.

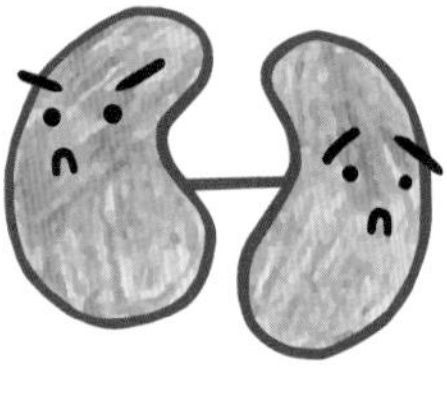

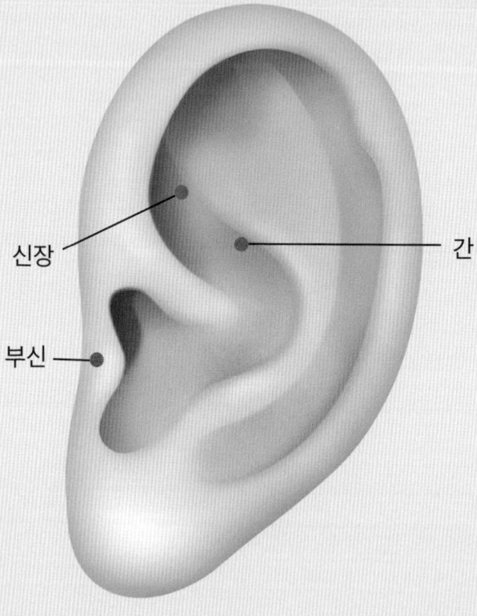
신장
간
부신

92 방광염/배뇨 곤란

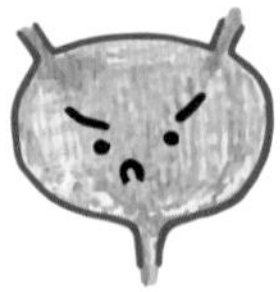

한의학에서 방광은 물을 담고 있는 '진액의 부(津液之府)'라 한다. 살결이 부드럽고 피부가 두터우면 대체적으로 방광도 건강하다. 아랫배가 균일하지 못하게 부으면서 아프고, 소변이 잘 나오지 않거나 참기 힘들며, 생식기가 가렵거나 통증이 있으면 비뇨기과로 달려가자.

증상 키워드	생활 통증, 만성 통증, 면역력 저하
귀 혈자리	신장, 방광, 부신

좋은 음식과 생활습관

- 황금: 우리 몸에서 불필요한 열을 내리고 이뇨·이담(담즙의 분비와 배설을 촉진) 효능이 있어 방광염과 배뇨 곤란 증상에 도움이 된다.
- 다시마: 방광염, 고지혈증, 동맥경화, 고혈압, 신장 질환에 효능이 있다.
- 산수유: 남성들의 원기 회복, 전립선 질환 예방과 정력 증진 효능이 있다. 또 산수유에는 철분과 아연이 풍부하게 들어 있고, 산수유의 신맛은 유기산으로 방광의 근육 수축 작용을 도와 야뇨나 방광염 증상이 있을 때 먹으면 좋다.
- 크랜베리: 수분, 유기산, 과당, 비타민 C가 풍부한 크랜베리는 방광염의 회복에도 도움이 되지만 재발 방지 효능이 있으니 꾸준히 먹자.
- 마가목: 이뇨 작용을 하여 요도염이나 방광염 등 비뇨계 전반에 좋다.

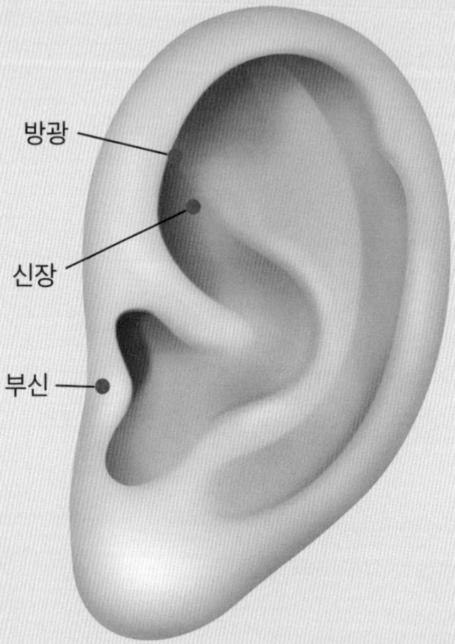

방광염/배뇨곤란

93 질염

세균성 질염이 가장 많지만 자극성 물질로 인한 접촉성 질염, 호르몬 교란과 면역력 저하로 나타나는 질염 등 원인은 다양하다. 간지러움, 분비물, 열감 등의 불편함이 있다.

증상 키워드	생활 통증, 면역력 저하
귀 혈자리	질, 방광, 부신

좋은 음식과 생활습관

- 유산균과 아연: 면역력을 기르기 위해 꾸준히 먹는 습관을 들여 보자.
- 익모초: 아랫배에 뭉친 어혈 때문에 생기는 혈액순환 저하 증상과 심한 생리통, 질염과 방광염을 달고 사는 여성들에게 좋다. 이름에서 알 수 있듯 여성들에게 유익한 약초다.

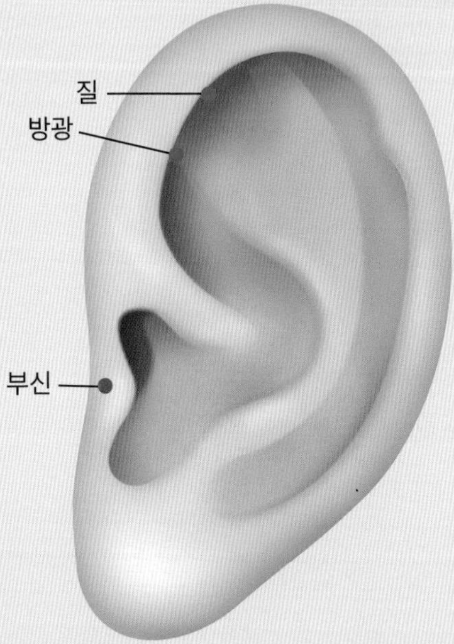
질
방광
부신

94 야뇨

노화로 근육량과 호르몬이 동시에 감소하면 야뇨 증상이 나타나기 쉽다. 밤에 서너 번 이상 화장실을 가게 되면 불면증을 유발하고, 깊게 자지 못해 피로가 쌓이며, 결국 삶의 질이 저하된다. 허벅지 안쪽의 내측근을 강화하는 운동을 꾸준히 하자. 나이 들수록 다리가 튼튼해야 한다는 말은 진리다.

증상 키워드	생활 통증, 노화, 호르몬
귀 혈자리	부신, 신문, 방광
귀 마사지	귀 걸어 당기기*

좋은 음식과 생활습관

- 강황: 신장 기능을 강화시켜 배뇨 조절을 돕는다.
- 쏘팔메토 열매 추출물: 남성의 전립선 비대증에 도움을 주며, 배뇨 통증, 잔뇨감, 야뇨 등 요도 관련 질병의 증상 완화에도 좋다.
- 산수유: 남성들의 원기 회복, 전립선 질환 예방과 정력 증진 효능이 있다. 또 산수유에는 철분과 아연이 풍부하게 들어 있고, 산수유의 신맛은 유기산으로 방광의 근육 수축 작용을 도와 야뇨나 방광염 증상이 있을 때 먹으면 좋다.

* 정력 증진에 좋은 마사지이지만, 체내 대사 활동을 더욱 원활하게 하여 호르몬 부족에서 오는 야뇨에도 효과가 있다.

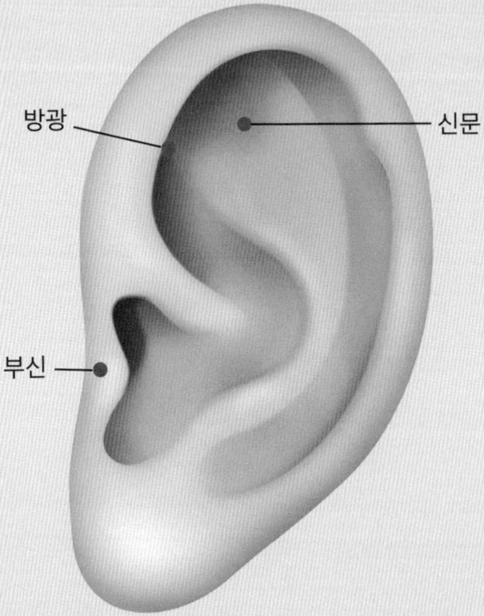
방광
신문
부신

95 빈뇨

호르몬의 영향이 크다. 항문과 방광에 문제가 있거나 괄약근의 근육 문제일 수도 있다. 40~50대부터 증상이 시작되어 만성적으로 나타나기 쉽다. 남성의 경우 전립선 건강과도 직결되는 문제다. 여성의 경우에는 골반 틀어짐이 원인인 경우가 많다.

증상 키워드	생활 통증, 노화, 호르몬
귀 혈자리	골반(여)/전립선(남), 방광, 부신
귀 마사지	귀 걸어 당기기

좋은 음식과 생활습관

- 두충: 간과 신장 기능이 떨어졌을 때 먹으면 좋다.
- 크랜베리: 수분, 유기산, 과당, 비타민 C가 풍부한 크랜베리는 방광염의 회복에도 도움이 되지만 재발 방지 효능도 있으니 꾸준히 먹으면 좋다.

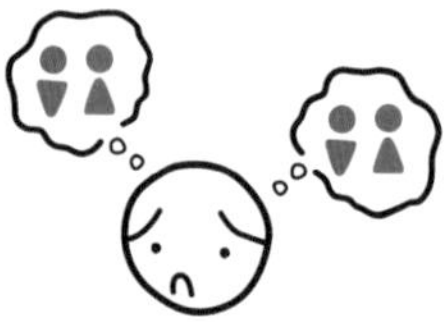

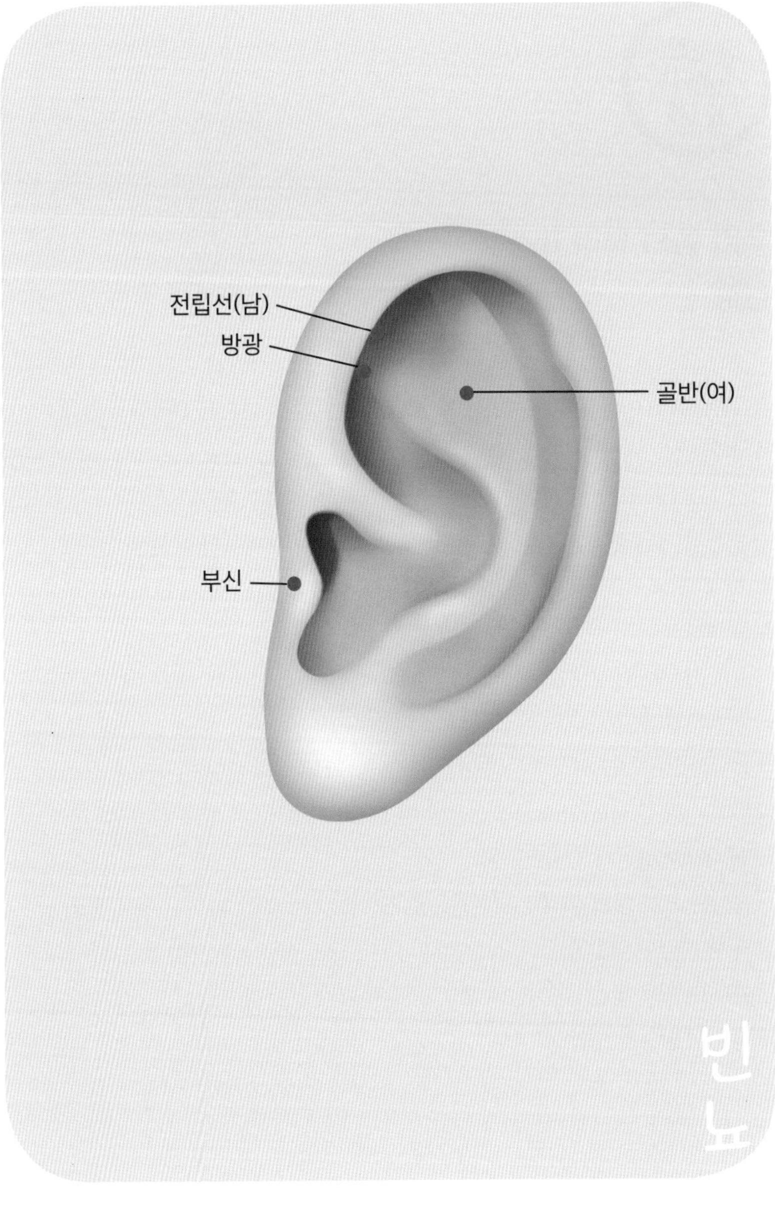
전립선(남)
방광
골반(여)
부신
빈뇨

소소한 이야기 #18

우리 몸의 필터기, 신장

《황제내경》에서 신장은 작강지관(作强之官)이라 하여 마치 국가를 질서 있게 유지하는 장관과도 같다고 했다.

신기하게도 귀의 모양과 위치를 보면 신장의 상태를 알 수 있다.

귀가 높이 올라가 있으면 신장도 높이 있고, 귀 뒤가 움푹하면 신장이 아래로 처져 있다. 귀가 든든하면 신장도 든든하고, 귀가 얇고 든든하지 못하면 신장도 약하다.

귀가 제 위치에 있으면 신장이 똑바르고, 한쪽 귀가 치우쳐 있으면 한쪽 신장도 치우쳐 있다.

신장이 든든하면 허리와 등이 아프지 않다. 신장이 똑바르면 기가 고루 돌기 때문에 몸이 잘 상하지 않는다. 신장이 한쪽으로 치우쳐 있으면 허리와 엉덩이가 몹시 아프다.

신장은 우리 몸의 필터로 노폐물을 제거하고 수분 조절, 적혈구 생성, 혈압 유지 등 다양한 역할을 한다. 신장에 이상이 있으면 허리와 옆구리 통증, 부기, 만성피로, 식욕 부진, 수면 장애 등의 증상이 나타난다. 하지만 단지 피로하다고 생각해 방치하기 쉽다.

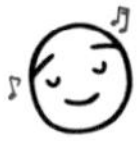

그렇지만 **신장은 재생이 힘들다**.

간과 마찬가지로 이미 증상이 나타났을 때는 치료가 어렵고, 투석에 의존해야 할 만큼 심각해질 수도 있다. 건강검진 시 소변 검사, 혈액 검사에서 이상 징후가 나타나면 초음파 검사를 해 보자. 무엇보다 평소 소변 색상과 거품 등을 주의 깊게 살펴보고(소소한 이야기 19 참조), 짜게 먹는 습관을 줄이자.

소소한 이야기 #19

당신의 소변은 안녕한가요?

일반적으로 한의학에서는 망진(望診), 문진(聞診), 문진(問診), 절진(切診) 등 네 가지 진단법을 4진이라 하여 진단의 기초로 삼는다. 얼굴이나 혀 상태를 보는 것이 가장 흔하게 사용하는 망진법이지만, 오줌의 색깔과 청탁(淸濁)을 보는 것도 중요하다.

대장에서 거른 찌꺼기가 대변이라면 혈액의 찌꺼기와 불필요한 수분이 소변이다. 소변의 색이나 냄새를 보면 몸의 상태를 알 수 있다. 무색보다는 옅은 노란색 소변이 더 건강하다. 냄새가 거의 나지 않고 옅은 노란색을 띠는 소변은 수분 섭취가 적당하고 건강한 상태라는 것을 알려 준다. 저나트륨증, 고혈압, 부종이 있는 경우 무색의 소변을 본다.

아침에 처음 보는 소변은 색이 진할 수 있다. 비타민을 섭취한 경우에도 일시적으로 진한 노란색의 소변을 본다. 하루 종일 진한 색의 소변을 본다면 좀 더 수분을 섭취하는 것이 좋다. 색이 진하면서 뿌옇게 보인다면 간염, 세균 감염이나 요산 증가를 의심할 필요가 있다.

카푸치노색 소변과 거품은 유전력에 의한 것일 수 있으며 당뇨, 지방간을 의심할 필요가 있다. 단백질이 소변에 포함된 것이다.

소변에 거품이 많이 생긴다면 단백뇨, 소변이 회색처럼 탁하면 요로결석, 신장결석 등을 의심해 볼 수 있다. 심한 냄새가 나면 세균 감염을 의심해 보자.

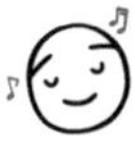

드물게 붉은 소변을 보는 경우가 있는데, 붉은 천연 색소가 포함된 음식을 많이 먹었을 때(레드비트, 블루베리, 아로니아 등) 그럴 수 있다. 여기서 심각한 것은 혈뇨다. 신장 질환, 종양, 방광 질환, 전립선 등에 문제가 생긴 경우 혈뇨를 볼 수 있으니 당장 병원에 가 보자.

소변을 볼 때 통증이 있다면 방광염·전립선염·요로결석·고환염 등을 의심해 보자. 빈뇨로 고생하다 비뇨기과를 찾으면 방광염이라는 진단을 받기 쉽다. 세균 감염으로 염증이 생겨 복통과 배뇨 시 통증, 발열, 몸살 등의 증상이 같이 나타날 수 있으므로 조금이라도 이상하면 전문의의 도움을 받자.

생식계

자궁
난소
전립선

CHAPT

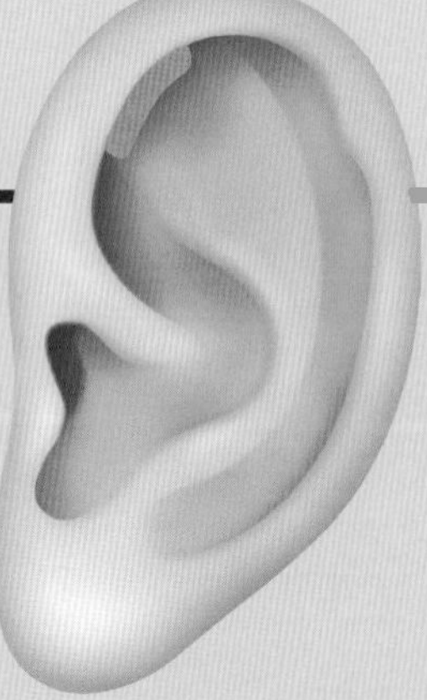

생식계는 생명을 영위하는 곳이다.
필자의 한의원에는 난임, 불임, 생리 불순, 다낭성난소증후군 등의 고민을 가진 여성들이 꾸준히 찾아온다.
남성들의 전립선 질환도 크게 늘었다.
생식계의 여러 증상들은 호르몬 균형 문제와 밀접한 연관이 있다.

ER.12

96 생리통/생리전증후군

자궁 질환을 앓고 있는 경우(속발성 월경통)에 아랫배 통증, 구토, 두통, 골반통, 요통 등의 증상이 나타나는 사람이 많다. 그러나 별다른 자궁 질환이 없더라도 생리통으로 고생할 수 있다(원발성 월경통). 생리 직전에 황체 호르몬의 농도가 감소하며 자궁 근육이 강한 수축을 일으키는데, 이때 통증이 발생한다. 생리전증후군은 생리 시작 전 4~10일 전부터 심리적 불안, 부종, 복통, 두통, 피부 트러블, 근육통 등 신체적·정신적 이상 증상을 겪는 것을 말한다.

증상 키워드	생활 통증, 면역력 저하, 스트레스, 심신 쇠약, 호르몬 변화
귀 혈자리	부신, 신문, 소장, 골반, 자궁

좋은 음식과 생활습관

- 오메가 3: 항염 작용으로 통증을 감소시키고 우울증 해소에 도움이 될 수 있다.
- 마그네슘이 풍부한 음식: 아보카도, 바나나, 현미, 보리, 호두, 아몬드 등이 좋다.
- 칼슘이 풍부한 음식: 우유, 치즈, 달걀, 시금치 등을 먹으면 불쾌감을 해소하고, 부종 완화에 도움이 된다.
- 비타민 B가 풍부한 음식: 토마토, 레드비트, 간, 돼지고기, 닭고기 등이 좋다.
- 녹용: 특히 양기를 보충하는 녹용은 여성의 배를 따뜻하게 하고 수족 냉증 개선에도 좋다. 심한 생리통, 난임, 불임, 유산 후 등 자궁을 건강하게 하는 데 보약으로 처방한다.

가벼운 스트레칭과 마사지, 반신욕, 아로마 테라피 등 몸과 마음을 편안하게 하는 자신만의 방법을 찾아보자.

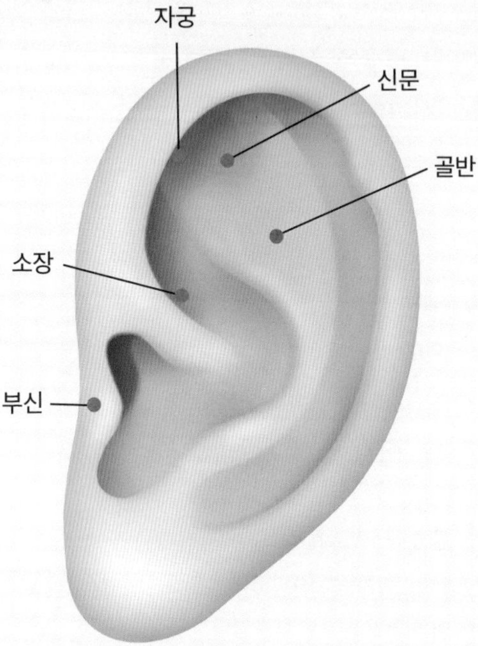
자궁
신문
골반
소장
부신

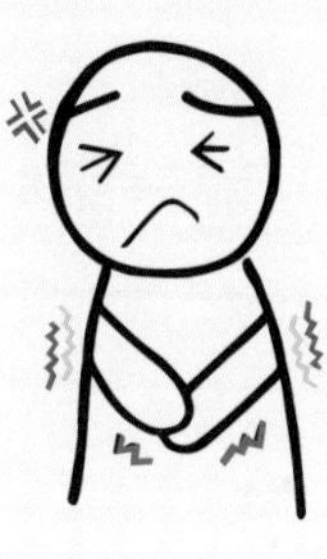

97

갱년기 증상

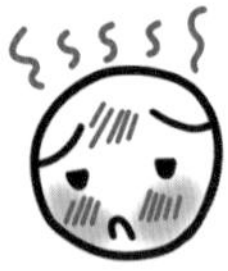

노화로 인한 자연스러운 과정 중 하나로 1년 이상 무월경이 지속되는 경우를 말한다. 폐경 전후 길게는 7년 정도 갱년기 증상이 나타난다. 체중 증가, 만성피로, 가슴 두근거림, 관절통, 손발 부종, 불면증, 열감, 안면 홍조, 우울증, 불안감, 상실감 등 다양한 신체적·정신적 증상을 동반한다. 호르몬 감소와 자율신경계 불균형이 주원인이다.

증상 키워드	생활 통증, 심신 쇠약, 호르몬 변화
귀 혈자리	안면, 부신, 신문, 자궁

좋은 음식과 생활습관

- 홍삼: 혈액 흐름 개선과 항산화 효능이 있으며 원기를 보충하고 호르몬 대사를 돕는다.
- 갈근(칡): 식물성 에스트로겐 함유량이 높아 갱년기 여성에게 특히 좋다.
- 검은콩: 콩의 이소플라본 성분은 여성 호르몬의 역할을 보충해 주며, 흥분과 열감을 가라앉혀 갱년기 증상 완화에 좋다.
- 레드비트: 플라보노이드, 베타인, 베타카로틴 등의 강력한 항산화 성분이 몸의 노폐물과 독소 제거에 도움을 준다. 각종 성인병과 대사 질환에 좋은 슈퍼 푸드로 여성들에게 특히 좋다.

아보카도, 바나나, 현미, 보리, 호두, 아몬드 등 마그네슘이 풍부한 음식이 좋다.

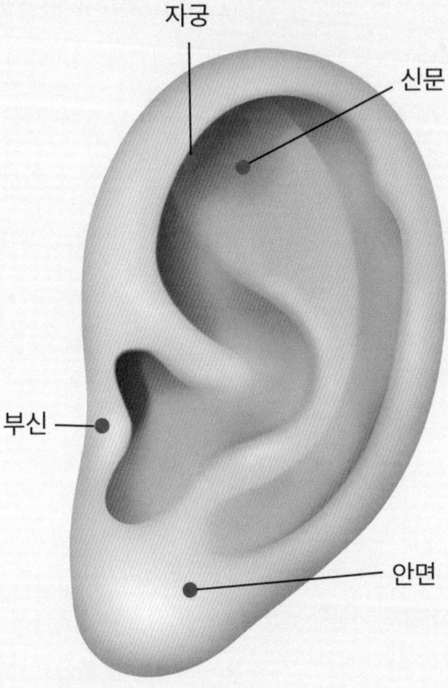
자궁
신문
부신
안면

98 생리 불순

생리주기가 21일보다 짧거나 35일 이상 길어지거나 불규칙하면 생리 불순으로 본다. 스트레스, 수면 부족, 과도한 다이어트, 비만 등을 원인으로 보지만 호르몬 문제나 질환으로 생리 불순이 나타날 수도 있다. 요즘 많은 여성들이 앓고 있는 다낭성난소증후군 등은 난임과 불임의 원인 중 하나다. 결혼 전 여성들도 부인과 진료를 습관화하면 좋다.

증상 키워드	생활 통증, 만성 통증, 심신 쇠약, 호르몬 변화
귀 혈자리	부신, 내분비, 신문, 난소, 자궁

좋은 음식과 생활습관

- 홍삼: 한국인이 가장 좋아하는 보양식의 하나인 홍삼은 면역력 증진, 혈액 흐름 개선, 기억력 개선, 항산화, 피로 회복 등의 효과가 있다. 원기를 보충하고 호르몬 대사를 도울 뿐 아니라, 기혈을 보강해 생리를 고르게 해 준다.
- 생강: 진저롤과 쇼가올 성분이 신체를 따뜻하게 하며, 혈압과 체온을 정상적으로 유지하도록 돕는다. 손, 발, 아랫배가 차가운 증상을 완화할 수 있다.
- 당귀: 내분비 기능을 활성화하고, 혈액순환을 원활히 하여 자궁 건강에 좋다.
- 레드비트: 플라보노이드, 베타인, 베타카로틴 등의 강력한 항산화 성분이 몸의 노폐물과 독소 제거에 도움을 준다. 각종 성인병과 대사 질환에 좋은 슈퍼 푸드로 여성들에게 특히 더 좋다.

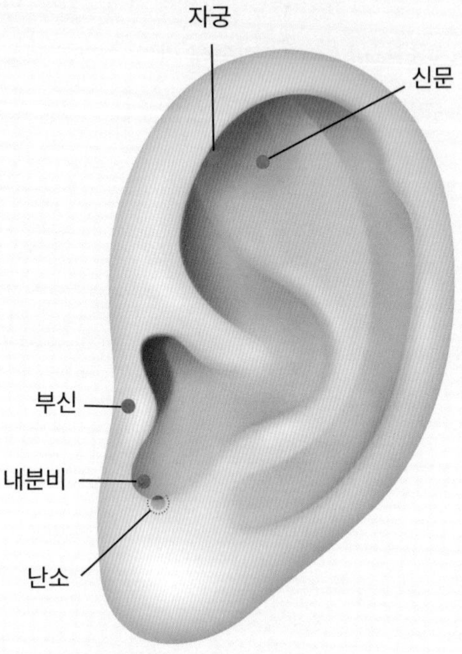
자궁
신문
부신
내분비
난소

99 자궁근종

생리 불순, 생리통, 난임, 유산, 빈뇨, 아랫배 통증, 빈혈, 아랫배 압박감 등의 증상이 나타나며 근종의 위치에 따라 수술이 필요한 경우가 있다. 주기적인 부인과 진료로 치료와 예방 계획을 세울 수 있다.

증상 키워드	생활 통증, 호르몬 변화
귀 혈자리	자궁, 종양특이구

좋은 음식과 생활습관

- 당귀: 자양강장, 내분비 기능 활성화, 혈액순환을 원활히 하는 효능이 있어 자궁 건강에 좋다. 하수오와 함께 먹으면 더욱 좋다.
- 향부자: 다양한 자궁 질환에 사용되는 약재로 혈액순환 개선에 도움이 된다.
- 단삼: 혈액순환을 원활히 하고 어혈을 풀어 주는 효능이 있다.

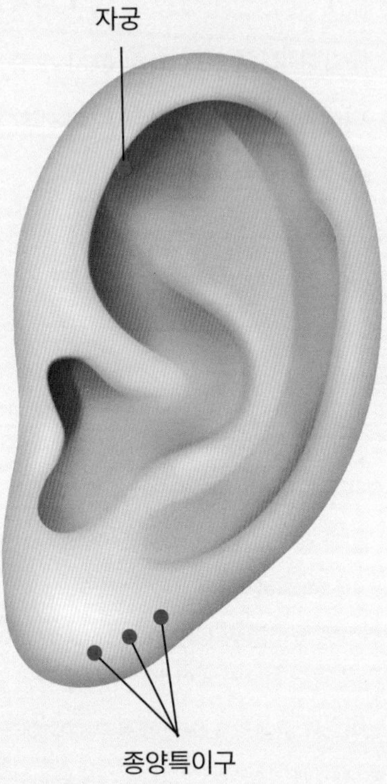
자궁
종양특이구

100 전립선 질환

전립선염, 전립선암, 전립선 비대증 등 많은 남성의 전립선 건강에 적신호가 켜진 요즘이다. 특히 30~40대 환자가 증가하는 추세다. 전립선은 방광 바로 밑에 위치한다. 건강한 전립선은 활력 넘치는 남성 능력을 유지하기 위한 절대 조건이다. 스트레스, 과도한 음주, 과로, 과격한 성생활, 오래 앉아 있는 습관, 잔뇨 등 다양한 원인으로 발병하며, 한 번 발병하면 꾸준한 치료가 필요하다.

증상 키워드	생활 통증, 스트레스
귀 혈자리	방광, 전립선

좋은 음식과 생활습관

- 브라질너트: 미네랄과 셀레늄, 아연, 마그네슘이 풍부하게 함유되어 있어 꾸준히 섭취하면 전립선 건강에 도움이 된다.
- 표고버섯: 표고버섯은 베타글루칸 성분과 항산화 물질이 유해물질로부터 세포를 보호한다. 요리로 먹기 힘들면 말린 표고버섯을 끓인 물을 마시는 것도 좋다.
- 호박씨: 카로티노이드와 오메가 3, 아연이 풍부하게 함유되어 있다.
- 토마토: 토마토의 리코펜은 전립선 건강 유지에 효과가 있다. 기름에 볶아 섭취하거나 익혀 먹으면 효과가 더 좋다.
- 쏘팔메토 열매 추출물: 인디언들의 정력제로 알려진 쏘팔메토 열매는 성호르몬 이상과 관련한 질병에 효능이 있으며 탈모와 전립선 건강 유지에 도움이 된다.

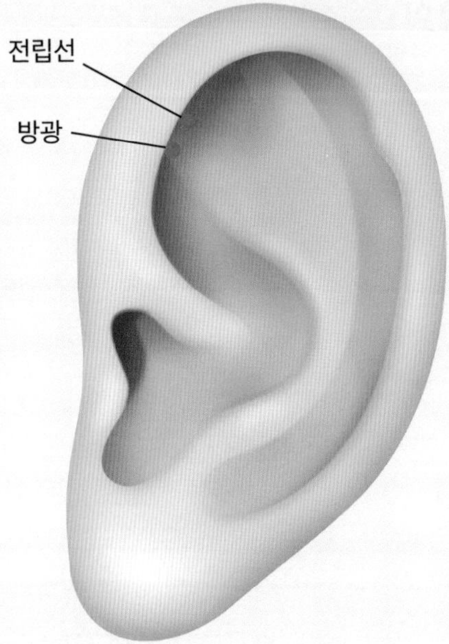
전립선
방광

소소한 이야기 #20

부인과 진료의 중요성

한 달에 한 번, 1년에 열두 번, 평생 400번 남짓, 총 3,000일 정도 여성들은 생리를 한다. 남자인 필자는 그 고통을 몸으로 느껴 본 적이 없지만 생각만 해도 번거롭고 힘든 일이 아닐 수 없다. 생리전증후군, 생리통, 생리 불순 등으로 필자의 한의원을 찾는 환자들의 대다수가 부인과 진료는 생략하고 직접 온다.

초경 이후에는 정기적으로 부인과 진료를 받는 것이 좋다. 그러나 아직 우리나라는 성관계 전이라는 이유로, 진료 방식에 거부감이 있어서, 왠지 무서워서, 주변의 시선이 신경 쓰여서 등의 이유로 부인과를 기피하는 현상이 있다. 산부인과보다는 여성의학과로 명칭을 바꾸면 좋겠다는 생각이 든다.

여성 질환을 검진하는 부인과 초음파 방법에는 복부 초음파, 항문 초음파, 질 초음파 세 가지가 있다. 성 경험이 없는 경우 항문 초음파를 통해 진단을 하며, 복부 초음파는 진찰 도구의 삽입 없이 아랫배로 진단을 한다. 하지만 자궁과 난소를 진단하기 위해서는 질 초음파가 가장 좋다. 부담스럽고 무서울 수 있으나 건강과 질병의 조기 발견을 위해서는 부인과 진료가 필수다.

생리통은 여성의 반 이상이 경험할 정도로 흔하다. 골반 통증, 아랫배 통증, 구토, 설사, 식욕 증진, 유두 통증, 두통 등 너무나 다양한 증상이 생리 기간에 나타난다. 생리 시에는 호르몬의 영향으로 다른 장기에 원인이 없다고 하더라도 생리통이 나타난다. 적당히 참을 수 있을 정도의 생리통이라면 불편하고 힘들지만 큰 문제는 없다. 자궁내막증, 자궁선근증 등의 질환이 유발하는 생리통은 원인을 잡고 치료를 해야 한다. 그렇기 때문에 부인과에서 진료를 받아야 하는 것이다.

질염도 마찬가지다. 감기처럼 매우 흔한 질병으로 여름이나 환절기에 더 흔하게 발병한다. 가려움, 악취, 분비물 등은 초기에 치료하면 괜찮지만, 참고 방치하면 만성이 되고 재발하기 쉬우며 방광염으로 악화할 수도 있다.

알아 두면 좋은 간단 혈자리

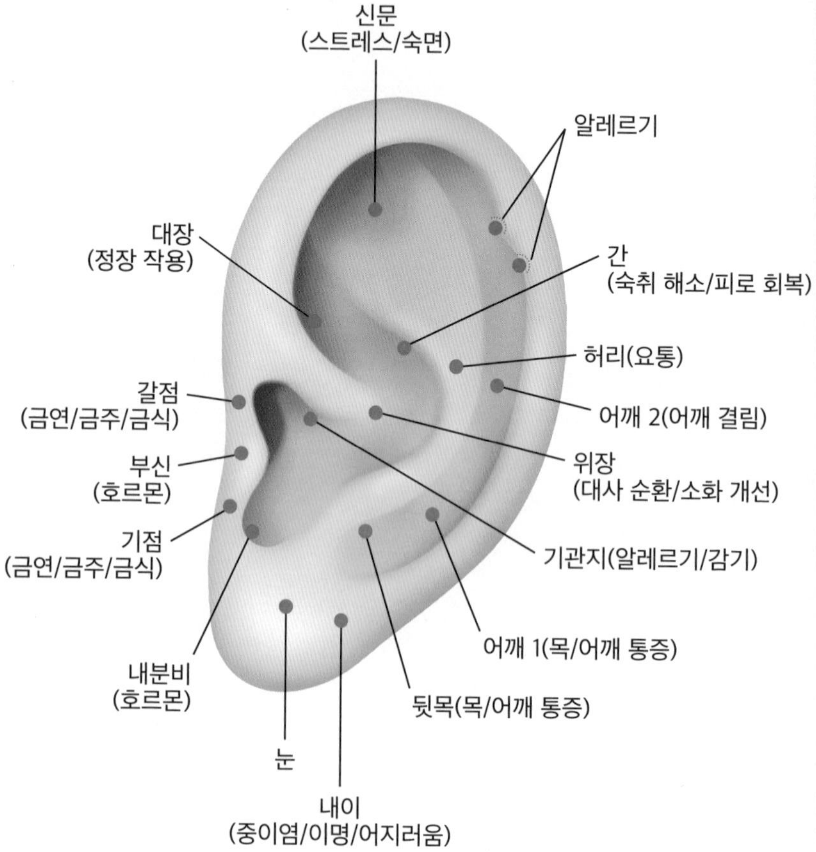